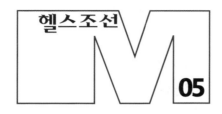

헬스조선 M 05

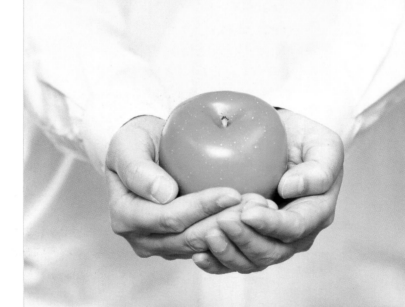

남성 건강의 신호등

전립선

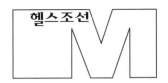

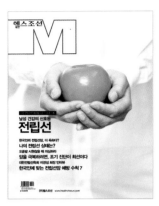

C O N T E N T S

발행인 임호준
기획 대한전립선학회
진행 윤세미
디자인 이지선, 왕윤경
사진 헬스조선, 포토파크
일러스트 공미라, 박현정, 장영수
발행처 ㈜헬스조선
주소 서울시 중구 태평로 1가 61번지
　　　조선일보사 업무동 3층
문의전화 (02)724-7636(편집)
　　　　(02)724-7664(마케팅)
홈페이지 www.healthchosun.com
출판신고 2006년 1월 12일 제 2-4324
발행일 2008년 6월 28일
　　　2판 2쇄 2012년 12월 20일

ISBN 978-89-93357-58-5 (04510)
　　　978-89-958500-4-6 (set)

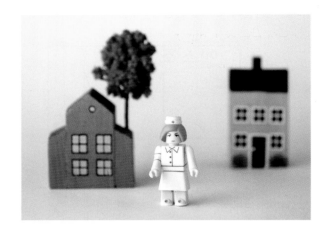

 Medical Focus 1

폭발적으로 증가하는
전립선 질환

Medical Focus 2

남성 건강의 신호등
전립선의 역할

Medical Focus 3

남성암 중 증가 1위!
전립선암

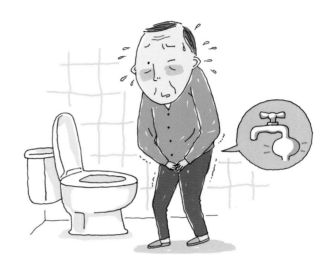

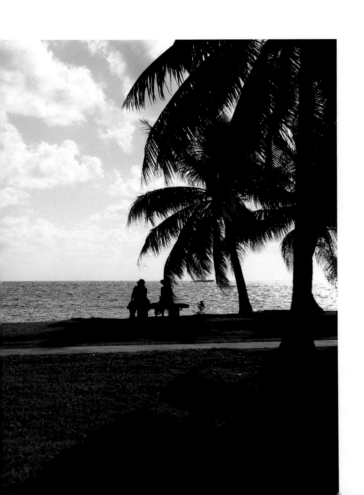

폭발적으로 증가하는
전립선 질환

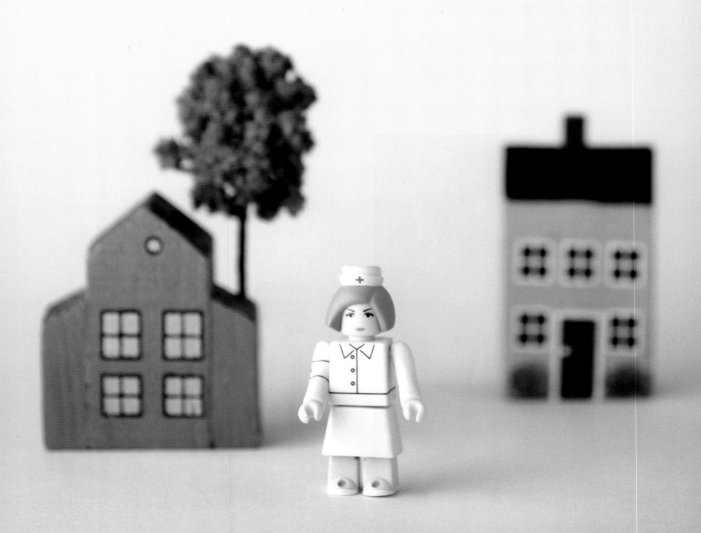

✚

식생활의 서구화, 고령화 등에 따라 전립선암이 급증하고 있다.
특히 한국인의 전립선암은 서양인에게 나타나는 전립선암보다 더 독하다는
주장도 있다. 전립선암. 왜, 무엇이 문제인가?

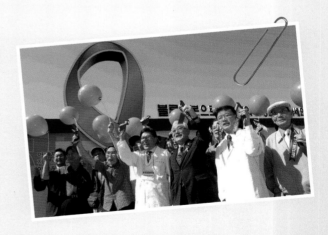

한국인의 전립선암, 더 독하다?

암은 국내 성인 사망률 1위를 차지하고 있으며, 앞으로 노령화가 진행될수록 더욱 증가될 전망이다. 전립선암은 미국 남성에서 가장 흔한 악성종양이다. 암에 의한 사망 원인도 2위에 이를 정도로 중요하다.

전립선암은 40세 이하 남성에서는 거의 발생하지 않으며 50세 이후부터 나이가 들면서 발생이 증가해 70대에 가장 많고, 80% 이상이 65세 이후에 진단된다.

노령화가 진행될수록 전립선암도 증가한다. 다른 원인으로 사망한 환자의 전립선 조직 검사 결과에 의하면 50대에 30%, 75세 이상이 되면 75% 발견된다고 한다. 이는 서서히 진행되는 전립선암 특성상 많은 환자들에서 전립선암이 발견되기 전 다른 질환으로 사망한다는 의미이다. 즉 사람의 수명이 길어질수록 전립선암에 의한 폐해가 증가될 가능성을 나타낸다. 통계청 자료에 의하면 우리나라는 세계에서 인구 노령화가 가장 빨리 진행되고 있는 나라 중 하나로 향후 전립선암이 더욱 중요한 노인암이 될 가능성이 농후하다.

흔히 전립선암은 우리나라 사람을 포함해 동양인에서는 발생 빈도가 낮고 다른 암보다 순한 것으로 알고 있다. 그러나 식생활이 서구화됨에 따라 우리나라의 전립선암 발생률이 현저히 증가하고 있다.

(단위 : 명/10만명)

순위	한국 (2002)	한국 (2008)	일본[2] (2008)	미국[2] (2008)	영국[2] (2008)
연령표준화발생률[1] 국제 비교 : 남자					
−	모든 암(284.5)	모든 암(314.2)	모든 암(247.3)	모든 암(335.0)	모든 암(280.8)
1	위(65.7)	위(63.8)	위(46.8)	전립선(83.8)	전립선(62.1)
2	폐(51.0)	폐(46.9)	대장(41.7)	폐(49.5)	대장(36.2)
3	간(43.7)	대장(45.9)	폐(38.7)	대장(34.1)	폐(41.6)
4	대장(32.7)	간(38.9)	전립선(22.7)	방광(21.1)	방광(13.0)
5	전립선(9.6)	전립선(23.0)	간(17.6)	비호지킨림프증 (16.3)	비호지킨림프증 (12.0)

1) 국제 비교를 위해 모든 암에서 피부기타(C44)를 제외하였으며, 세계표준인구를 이용하여 산출한 연령표준화발생률로 우리나라 2000년 표준인구를 이용하여 산출한 앞의 수치와 다름
2) GLOBOCAN 2008, IARCPress, Lyon, 2010
* 국제비교를 위해 연령표준화발생을 기준으로 순위 매김

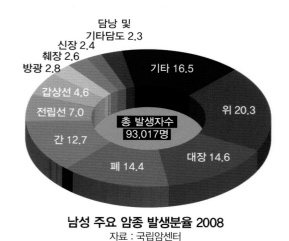

남성 주요 암종 발생분율 2008
자료 : 국립암센터

담낭 및 기타담도 2.3
신장 2.4
췌장 2.6
방광 2.8
갑상선 4.6
전립선 7.0
간 12.7
폐 14.4
기타 16.5
위 20.3
대장 14.6
총 발생자수 93,017명

보건복지부 통계에 의하면 남성에서 전립선암은 2008년에 위암, 폐암, 간암, 대장암에 이어 다섯 번째로 많은 암으로 조사됐다.

한국인 전립선암 발생 계속 늘어

한국중앙암등록사업 연례 보고서에서 최근 10년간 우리나라 전립선암의 발생 빈도 변화를 보면, 대장암(184%), 폐암(124%), 방광암(120%), 간암(120%), 위암(115%)에 비해 전립선암 발생이 211%로 가장 급격하게 증가하고 있다.

또 최근 언론에 공개된 대한비뇨종양학회의 통계에 의하면 좀 더 세밀한 연구 조사가 필요하겠지만 65세 이상 남성에서 유병률(有病率)이 5%를 넘었다는 보고도 있다. 또 전립선암에 의한 사망자 수도 1995년 이후 10년간 3~4배 증가했다.

암의 종양이 커지면서 독한 암으로 돌변 가능

전립선암은 비교적 순한 암에 속한다. 다른 암과 달리 암 덩어리가 커지는 속도가 느리기 때문이라고 볼 수 있다. 더 정확히 말하면 다른 암만큼, 또는 그 이상 독한 암도 있고 순한 암도 있으며 생명에 위협을 주지 않는 무의미

한 암들도 있다. 암은 종양 덩어리 내에 서로 다른 특성을 가진 세포들로 이루어져 있는 것이 특징이다. 즉 순한 세포가 많은 것이 순한 암이며, 반대가 독한 암이다. 일반적으로 암 덩어리가 커지면서 나쁜 성질을 가진 암세포가 증가한다.

검사에서 전립선암이 발견됐다는 것은 상대적으로 암의 크기가 크다는 것을 의미하고 사나울 가능성이 높아진다. 조직폭력배 세계에 비교하면 조직이 커지면서 성과를 높이기 위해 더 악독한 조직이 생기며, 더 나쁜 사회악으로 자리 잡는 것에 비유할 수 있다. 따라서 전립선암은 크기가 커지면서 순한 암이 독한 암으로 돌변할 가능성이 있다.

한국의 전립선암, 악질 많다?

최근 한 매체에서 우리나라 남성에게 생기는 전립선암이 서양인과 달리 악성도가 강한 것으로 나타났다고 보도된 적이 있다. 장기간 우리나라 전립선암 환자 암세포의 사나운 정도를 분석한 결과 한국 남성이 서양인보다 훨씬 나쁜 것으로 나타났다는 것이다. 또 다른 매체에서는 서양인의 것과 다르지 않다는 주장도 이어졌다.

이는 학문적 시각에 따라 다를 수 있는 문제일 수도 있고, 진단 시점, 병원의 특성 등에 따라 가변적일 수 있다. 하지만 무엇보다도 우리나라에서는 이에

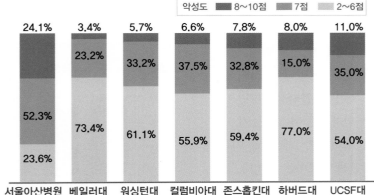

악성도	8~10점	7점	2~6점

	서울아산병원	베일러대	워싱턴대	컬럼비아대	존스홉킨대	하버드대	UCSF대
8~10점	24.1%	3.4%	5.7%	6.6%	7.8%	8.0%	11.0%
7점	52.3%	23.2%	33.2%	37.5%	32.8%	15.0%	35.0%
2~6점	23.6%	73.4%	61.1%	55.9%	59.4%	77.0%	54.0%

한국인 전립선암 얼마나 독한가? 자료 : 서울아산병원 비뇨기과

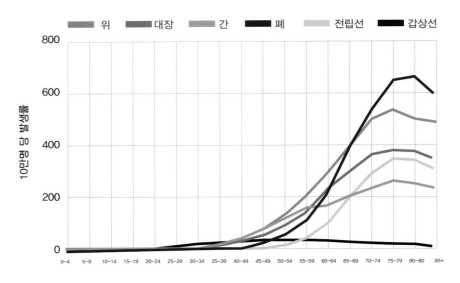

주요 암종의 연령군별 발생률(남자, 2008) 자료 : 국립암센터

대한 대단위 연구가 아직 없는 것이 문제이다. 그렇지만 소수의 연구 결과라도 간과할 수 없다. 유의할 점은 우리나라 전립선암이 더 독하다는 주장의 진실 여부가 아니다. 중요한 것은 독한 암, 순한 암, 위협이 안되는 암을 미리 정확히 예측할 방법이 없고, 또 순한 암이라고 해도 덩어리가 커지면서 악성도가 높아질 가능성이 있는 점이다. 따라서 발견된 암은 나쁜 암에 준해서 명쾌한 치료를 선택해야 한다는 것이다.

조기 검진으로 암 예방 나서
가장 중요한 것은 암이 생기기 전에 예방하는 것이고, 또 예방이 불가능하다면 나쁜 암세포들이 더 늘기 전 암 덩어리가 작을 때 미리 발견해 치료하는 것이다. 전립선암은 조기 검진과 조기 치료가 최선의 방책이다.

특히 전립선암의 가족력이 있고, 육식을 선호하고 비만한 남성들은 더욱 유의해야 한다. 최근 전립선 건강에 대한 관심이 높아지면서 조기 검진을 받는 남성들이 늘고 있는 것은 매우 다행인 일이다. Ｍ

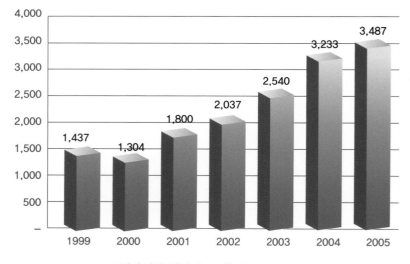

전립선암 사망자 수 추이 자료 : 통계청 2008

10년 생존율 80%까지 올려준다

조기 발견 시 고치기 쉬운 전립선암

전립선암은 암세포가 전립선 밖으로 퍼지기 이전인 초기에 가장 고치기 쉽다. 따라서 조기 진단과 함께 조기 치료가 중요하다.

그렇지만 불행히도 암세포가 전립선 밖으로 퍼지기 전에는 증상이 거의 없어 알기 어렵다. 치료 가능한 시기에 되도록 빨리 발견할 확률을 높이기 위해서는 정기적인 선별 검사를 일찍부터 시작해야 한다.

손쉬운 선별 검사는 직장수지검사와 전립선특이항원(PSA) 검사이다. 선별 검사에서 의심스러운 소견이 있다면 다음 단계는 암이 있는지 확진해야 하며 전립선 조직 검사가 필수적이다.

전립선 조직 검사에서 암으로 진단되면 진행 정도를 알아보기 위해 컴퓨터단층촬영(CT), 자기공명영상(MRI), 골 주사 등 영상의학적 검사가 필요하다. 만약 환자가 암을 진단받았다면 아주 오래전부터 시작이 되었으며 아마 적어도 10여 년 이상을 여러 해에 걸쳐 매우 천천히 자라 생겨난 것일 가능성이 높다. 따라서 전립선 조직 검사에서 암을 진단받았더라도 좌절할 필요가 없다.

전립선암을 진단받은 환자는 질병의 심각성을 인지하고 가장 적절한 치료법을 결정하기 위해서 많은 정보를 수집해야 한다. 환자 자신을 교육하고 복잡한 질병을 헤쳐 나가게 도와주고 신뢰를 줄 수 있는 의사를 선택해야 한다.

전립선암 수술 초점은 암의 완전한 제거

20년 전에는 전립선암에 걸린 환자들은 고령에 암이 전립선 밖으로 진행된 채 발견되는 경우가 흔했다. 그 당시 대부분의 치료 방법은 암을 완치하는 치료법이 아닌 증상을 줄여주는 완화요법에 초점이 맞춰졌으며, 환자들은 몇 해 지나지 않아 사망했다. 그러나 최근에는 많은 남성들이 선별 검사를 주기적으로 시행해 조기 전립선암 상태에서 진단돼 완치를 위한 치료가 가능해졌다. 20년 전부터 도입된 전립선특이항원 검사로 이전의 환자들보다 약 5년 정도 조기에 전립선암을 진단받는 것이 가능해졌다. 그로 인해 오늘날 남성들은 발병 후 10~15년 후에 오는 전립선암의 고통스런 죽음으로부터 해방이 가능해졌다.

현재 전립선암 치료의 목표는 암의 완전한 제거와 수술 후 발생할 수 있는 요실금 등을 최소화하여 삶의 질을 높여주는 것이다. 전립선에 국한된 조기 전립선암으로 진단을 받았다면 대기요법, 근치적전립선절제술, 방사선 치료와 냉동요법 중 어떤 치료가 가장 적절한지를 결정한다.

고려해야 할 중요한 점은, 환자의 나이와 전반적 건강 상태, 암의 진행 정도(임상 병기, 전립선특이항원 수치, Gleason 점수), 다른 치료와 연관된 부작용, 그리고 가장 중요한 치료에 대한 기대치를 고려하는 것이다.

성공률을 높이는 근치적전립선절제술

기대 수명이 10년 정도이면서 전신 상태가 양호한 환자라면 조기 전립선암 치료의 최종 목표는 암의 완치다. 전립선암은 한 번에 여러 곳에서 자라나는 만만치 않은 질병이다. 따라서 이를 치료하기 위해 몇 개나 부분만이 아닌 전체를 제거해야 한다.

방사선 치료도 높은 치료 성공률을 보이지만 전립선 내의 모든 암을 제거하기는 어렵다. 따라서 고령의 환자나 수술적 치료가 어려운 환자에게 적용한다. 조기 전립선암을 진단받은 환자의 암의 완치 목표를 이루기 위해서는 근치적전립선절제술보다 더 뛰어난 치료 방법은 없다. 조기 전립선암은 근치적전립선절제술을 시행받을 경우 10년 생존율이 80% 이상 결과를 보여줘 수술이 조기 전립선암의 표준적인 치료 방법으로 시행되고 있다.

근치적전립선절제술의 세 가지 수술 방법

근치적전립선절제술은 수술 방법에 따라 크게 세 가지로 나눌 수 있다.

첫 번째는 개복 수술이다. 지난 30여 년 동안 전립선 수술은 많은 진화를 거듭해왔다. 해부학적인 접근을 시도하여 전립선 주변에 대한 신경의 위치, 동맥, 정맥, 괄약근에 대한 이해의 영역이 넓어지면서 수술에 따른 대표적인 부작용인 과다출혈이나 성기능 상실, 요실금의 부작용이 현저하게 줄었다. 대부분의 병원에서 시행되고 있으며 아직까지는 개복 수술이 주된 수술법이다.

두 번째로 '작은 것이 더 좋다'. 복강경 수술 도입으로 작은 상처, 적은 부작용, 짧은 회복 시간 등이 가능해졌다. 불과 몇 년 전만해도 출혈이 심하고 요도와 방광의 연결이 어려워 열두 시간이라는 장시간의 수술이 필요했기 때문에, 복강경 수술은 이익이 없다고 판단되었다. 그러나 새로운 봉합 방법이 개발되고 수술 기법이 발전되면서 복강경 수술에 대한 관심이 다시 일기 시작했다. 현재는 수술 시간도 크게 줄고 여러 장점(적은 출혈, 소변이 새지 않는 새로운 봉합술, 성기능 보존과 요실금의 최소화, 저비용)들이 부각되고 있다.

세 번째는 '로봇'을 이용한 복강경 근치적전립선절제술이다. 기계가 수술하는 장면은 얼마 전까지만 해도 공상과학 영화에서만 볼 수 있었으나, 바로 그 로봇을 이용한 수술이 근치적전립선절제술에 실제로 사용되고 있다. 복강경 수술의 술기와 동일하지만 복강경 수술보다 좀 더 정밀한 수술이 가능해 의학계에 큰 반향을 불러일으키고 있는 수술 로봇 '다빈치'는 여러 개의 팔을 가진 수술 전용 로봇이다.

수술하는 집도의는 환자 곁이 아니라 수술대 옆에 있는 작은 컴퓨터 조종대에 앉아 조이스틱을 움직이며 수술을 집도한다. 집도의는 3차원 정밀 카메라

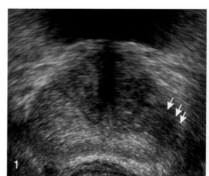 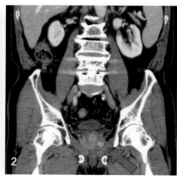 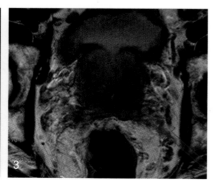

1 전립선 우측 말초대에 경계가 불분명한 저음영이 보임 2 전립선암 환자의 CT 사진 3 전립선암 환자의 MRI 사진

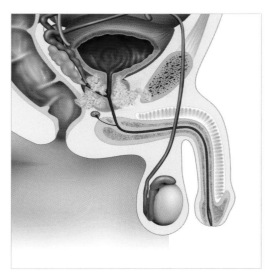

전립선절제술 수술 전

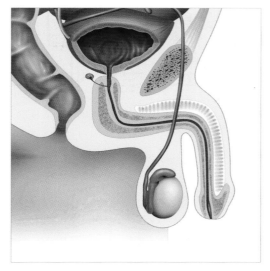

전립선절제술 수술 후

로 환자의 전립선 주변을 입체로 볼 수 있으며, 수술 시야에서의 움직임 보정과 카메라의 확대 시야에 의해서 정밀도가 높다고 알려져 있다.

근치적전립선절제술은 수술 방법이 여러 가지이나, 암 수술의 원칙인 암의 완전한 제거와 성기능 보존, 요실금의 최소화라는 목표를 이루는 것은 어느 방법을 이용하여도 동일하게 얻을 수 있다. 그러므로 암이 전립선에 국한된 조기 전립선암 환자는 환자의 상태나 경제적 여건 등을 고려해 개복 수술과 복강경 수술, 로봇을 이용한 복강경 수술 중에서 선택하여 조기에 근치적전립선절제술을 받는다면 전립선암을 완치할 수 있다. **M**

높아지는 관심 "전립선암"
첫째도, 둘째도 조기 검진

흔히 전립선암 혈액 검사로 잘 알려진 전립선특이항원(PSA; prostate specific antigen)은 우리 몸의 전립선에서 대부분 생성되며, 사정 후 정액을 액화시키는 당단백질 분해제이다. 전립선 조직이나 정액 내에는 고농도로 존재하지만 정상 성인 남성의 혈청 내에는 4ng/mL 이하의 농도로 존재하며, 전립선의 정상 구조가 파괴되면 혈청 내의 농도가 증가한다.

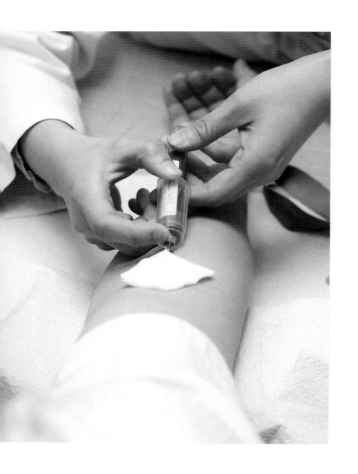

전립선암 조기 발견에 유용한
전립선특이항원(PSA) 검사

PSA는 1979년에 발견되어 1980년대 후반부터 임상적으로 이용되기 시작해 현재 전립선암의 진단, 진행 정도, 치료 후 재발을 감시하는 중요한 수단으로 자리 잡았다.

미국에서는 PSA에 의한 조기 검진 덕분에 1992년을 정점으로 전립선암의 유병율과 이로 인해 사망하는 환자의 수가 감소되고 있다. 우리나라에서는 1990년대에 비해 10년 동안 전립선암 환자가 약 일곱 배가량 증가했는데, 노령인구의 증가, PSA에 의한 선별 검사로 인한 조기발견 및 전립선비대증으로 인한 수술의 보편화로 인해 전립선암의 발견율이 높아졌기 때문으로 본다.

전립선 혈액 검사로 알려진 PSA는 간단히 소량의 혈액을 채취하여 측정할 수 있다. 4ng/mL 이하가 통상적으로 쓰여온 PSA 정상 수치였으나, 2.6~4ng/mL 사이에서도 전립선암이 있을 가능성이 20~30%가 있다는 보고가 있어, 2.6ng/mL 이하를 정상 수치로 봐야 한다는 주장도 있다.

PSA는 전립선암 이외에도 전립선염, 전립선비대증, 갑자기 소변을 못 보는 급성 요폐, 전립선 마사지, 전립선 조직 검사, 전립선 허혈과 같은 질환에서도 증가할 수 있다.

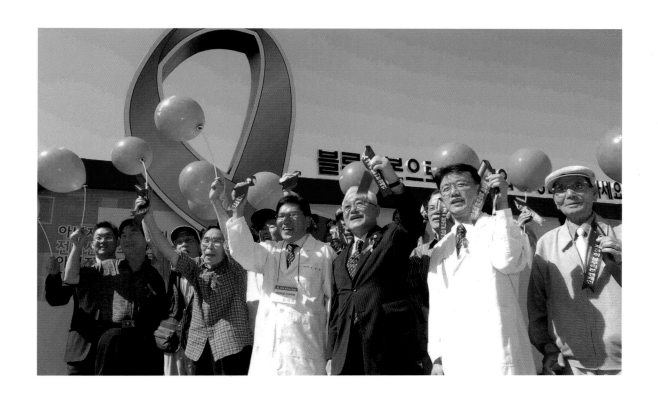

직장수지검사 병행해 더 정확한 예측을

높은 PSA 수치가 모두 전립선암을 의미하는 것은 아니며, 피나스테리드나 두타스테리드 성분의 전립선 크기를 감소시키는 약을 6개월 이상 복용한 경우에도 혈청 PSA 수치가 낮게 측정될 수 있어 주의를 요한다. 따라서 PSA 검사는 물론, 항문에 손가락을 넣어 전립선을 만져보는 직장수지검사를 병용해야 전립선암의 위험도를 더 정확히 예측할 수 있다. PSA와 직장수지검사에서 전립선암이 의심될 때는 전립선 조직 검사로 확진하는데, 이는 경직장초음파 유도 하에 침을 넣어 8~12군데에서 조직을 채취해 조직학적으로 전립선암의 존재를 확인하는 것이다. 검사는 진통제 및 항생제 주입 후 20분~30분 정도의 시간 안에 간단히 시행받을 수 있으나, 시행 후 육안적 혈뇨 및 혈변을 보일 수 있고, 혈정액은 30%에서 나타나며 한 달까지도 지속될 수 있다. 2% 정도 전립선 감염에 의한 패혈증이 나타날 수 있으며, 10% 정도는 조직 검사 후 배뇨 장애를 호소하며 아주 드물게 급성 요폐 등을 보일 수 있어 하루에서 이틀 정도 입원하여 검사하는 경우가 많다. PSA가 2.6~10ng/mL의 애매한 수치를 보일 경우 연령보정 PSA, 유리(free) PSA%, PSA 밀도, PSA 증가 속도 등을 사용하여 불필요한 조직 검사를 줄이고, 전립선암의 진단율을 높일 수 있다.

가족력 중요, 50세 이상은 해마다 검사를

전립선비대증과 마찬가지로 전립선암도 주로 50대 이후에 생긴다고 알려져 있으나, 가족력이 있는 사람에서는 50세 이하에서도 생길 수 있어 주의를 요한다.

따라서 대한비뇨기과학회에서는 증상 유무와 상관없이 50세 이상의 모든 남성에서 해마다 PSA 및 직장수지검사를 시행받을 것을 권고하고 있으며, 가족 중에 전립선암 환자가 있는 사람은 40세 이상부터 받는 것이 좋다. M

나의 전립선 상태는?

전립선비대증의 초기 증상은 빈뇨(소변을 자주 봄)로, 흔히 야간뇨를 동반하고 방광 용적이 감소하기도 한다. 요류(소변줄)의 힘과 굵기가 감소하고 배뇨 시작이 늦어지는 증상(배뇨 지연) 등도 동반될 수 있다. 소변이 한 번에 나오지 않고 힘을 줄 때마다 조금씩 나오는 단속뇨, 잔뇨감(소변을 보고 나서도 시원하지 않고 남아 있는 느낌), 급박뇨(소변이 마려우면 참기가 힘들어짐)와 배뇨통 등의 증상도 발생할 수 있다.

이러한 증상들이 나타날 경우 간단하게 자신의 전립선 상태를 점검할 수 있는 국제전립선증상점수표가 있다.

국제전립선증상점수표(IPSS) 설문지의 구성은 증상의 정도와 관계된 여섯 가지 질문과 배뇨 증상이 일상생활에 미치는 불편한 정도를 나타내는 질문 한 가지로 구성되어 있다. 불편지수를 제외한 나머지 일곱 개 문항의 점수를 합산하여 전립선의 상태를 점검한다. M

국제전립선증상점수표(IPSS)

증상	0	1	2	3	4	5
최근 한 달간 배뇨 후 시원하지 않고 소변이 남아 있는 느낌이 얼마나 자주 있었습니까?	전혀 없다	5회 중 1회 이하	2회 중 1회 이하	절반 정도	절반 이상	거의 항상
최근 한 달간 배뇨 후 2시간 이내에 다시 소변을 보는 경우가 얼마나 자주 있었습니까?	전혀 없다	5회 중 1회 이하	2회 중 1회 이하	절반 정도	절반 이상	거의 항상
최근 한 달간 한 번 소변볼 때마다 소변줄기가 여러 번 끊어진 경우가 얼마나 자주 있었습니까?	전혀 없다	5회 중 1회 이하	2회 중 1회 이하	절반 정도	절반 이상	거의 항상
최근 한 달간 소변이 마려울 때 참기 어려운 경우가 얼마나 자주 있었습니까?	전혀 없다	5회 중 1회 이하	2회 중 1회 이하	절반 정도	절반 이상	거의 항상
최근 한 달간 소변을 볼 때 금방 나오지 않아 힘을 주어야 하는 경우가 얼마나 자주 있었습니까?	전혀 없다	5회 중 1회 이하	2회 중 1회 이하	절반 정도	절반 이상	거의 항상
최근 한 달간 밤에 잠을 자다가 소변을 보기 위해 몇 번이나 일어나십니까?	전혀 없다	5회 중 1회 이하	2회 중 1회 이하	절반 정도	절반 이상	거의 항상
배뇨 증상에 따른 만족도(QOL)	**I-Pss 총점수 S =**					
	0	1	2	3	4	5
만약 지금 같은 배뇨 상태가 계속 지속된다면 어떤 느낌이 드십니까?	매우 만족한다	만족한다	대체로 만족한다	만족, 불만족 반반이다	불만이다	매우 불만이다
QOL 점수 L =						

전립선증상 점수에 따른 전립선 자가 점검 **0점** 증상 없음 / **1~7점** 증상이 경미함 / **8~19점** 중등도 증상 있음(비뇨기과 진료가 권장됨)
20점 이상 심한 증상 있음(빠른 시간 내에 비뇨기과 치료를 요함)

오줌발 시원찮을 때 의심하라

일생을 살면서 잘해야 할 것들이 여러 가지 있다. 그 중 가장 기본적이지만 중요한 것이 잘 먹고, 잘 자고, 잘 배설하는 것, 이 세 가지이다.

그런데 안타깝게도 이 중 두 가지가 힘든 사람이 있다. 바로 소변을 잘 보지 못하고 이 때문에 잠도 설치는 전립선비대증 환자들이다. 전립선이란 남성의 정액을 만드는 일종의 샘이라고 할 수 있다. 따라서 전립선비대증은 남성에게만 있고, 여성에게는 존재하지 않는 질병이다.

얼마 전 전립선비대증 진단을 받은 김기범(62· 가명)씨는 보슬비처럼 나오는 자신의 소변이 예전처럼 시원하고 세차게 나오는 것이 최대 희망 사항이다. 우리 몸의 각 기관은 노화되면서 점점 작아지고, 늘어지고, 쇠약해지지만 유일하게 비대해지는 부분이 바로 전립선이다.

빈뇨, 야간뇨 증상 시 의심해봐야

가장 흔한 증상으로는 소변을 자주 보는 빈뇨가 있으며 밤에 자다가 일어나 소변을 보는 야간뇨 증상이 있다. 또한 소변을 본 후에도 시원하지 않은 느낌이 들기도 하며 소변줄기가 끊기는 경우 소변을 참기 어려운 경우도 있다.

이러한 증상이 두 개 있을 경우 비뇨기과 의사와 전립선비대증에 대해 상의해보는 것이 좋다. 전립선비대증의 정확한 원인은 아직 완전히 규명되지 않았지만 전문의들은 대체로 두 가지 이유를 꼽는다.

첫째, 노화에 따른 증상으로 젊었을 때는 잘 생기지 않다가 40대 이후부터 서서히 시작되어 60대에서는 60~70% 정도, 70대가 되면 거의 모두에게서 나타난다. 따라서 모든 남성들은 전립선비대증 환자이거나 예비 환자라고 할 수 있다. 다시 말해 오래 살면 꼭 만나게 되는 일종의 장수병이라고 볼 수 있다.

둘째, 연령이 증가하면 남성호르몬의 분비가 감소되는데 이것이 비대증 시작의 원인이 된다고 본다.

전립선비대증을 진단하기 위해 여러 가지 방법의 검사를 진행한다. 소변 검사와 요속 검사, 잔뇨 측정 등이 대표적이며 전립선 초음파를 통해서도 전립선의 크기, 결석이나 석회화 유무 및 전립선암 유무 등의 중요한 정보를 알아낸다. 하지만 전립선비대증을 질병으로 잘 인식하지 못한 사람이나 드러내길 꺼리는 환자들이 많아 조기 치료가 잘 되지 않고 있는 상황이다.

소변을 참지 마라

전립선비대증 환자 열 명 가운데 여섯 명은 전립선비대증을 성병으로 오인해 부끄러운 생각으로 늦게 병원을 방문하거나 대수롭지 않게 생각하다 병이 커져 병원을 찾는 환자들이다. 나이 들면 병에 걸릴 확률이 높아져 50대 이상은 해마다 정기검진을 받는 게 좋다. 전립선비대증을 예방하려면 오래 앉아 있지 말고 자주 일어나고 소변을 참지 않는 것이 중요하다고 전문의들은 제안한다. 더불어 음주를 삼가고 항상 하체를 따뜻하게 유지하는 것도 전립선비대증 예방에 도움이 된다. M

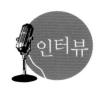

지난 3월 취임한 대한전립선학회 이경섭(동국대경 주병원장 · 비뇨기과 교수) 회장은 "전립선은 '남성 의 상징'인 동시에 각종 질환을 발생시키는 신체부 위이자 남성으로서 삶의 질을 가늠하는 척도"라고 말했다. 전립선은 남성호르몬의 영향으로 사춘기 이후에 커져서 30세 전후면 20gm 정도가 된다. 이 회장은 "여성은 소변을 참지 못해 자신도 모르게 소 변을 지리는 요실금이 많은 반면, 남성은 나이가 들면서 소변의 배출 자체가 어려울 때가 있는데 이는 전립선 때 문"이라고 말했다. 전립선에 서 나타날 수 있는 질환은 전 립선암과 전립선비대증, 전 립선염 등 크게 세 가지이다.

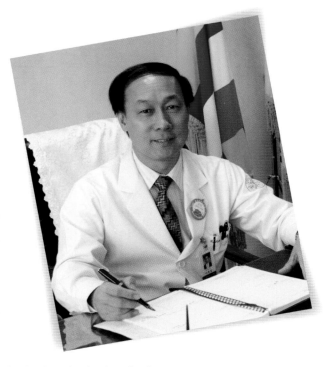

대한전립선학회 이경섭 회장

나이 들수록 전립선 질환 조심해야

"전립선은 정액의 일부를 만들고, 정자에 영양을 보급하며 운동성을 도와 주고, 요로감염의 방어기능이 있어 임신에는 꼭 필요하지만, 여성의 자궁 과도 같아 나이가 들면서 많은 질환을 유발하는 양면성이 있습니다."

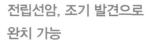

전립선암, 조기 발견으로 완치 가능

이 회장은 "전립선암은 1~2 기에서 발견하면 수술로 완치가 가능하다"며 "다른 암도 마찬가지이지만 조기에 발견하는 것이 무엇보 다 중요하다"고 말했다. 이어 "이를 위해 국가 암검 진 사업에 전립선특이항원(PSA) 검사가 포함돼야 한다"며 "50세 이후, 1년에 한 번 정도 정기적으로 PSA 검사를 하면 전립선암 조기 발견율이 상당히 높아질 것"이라고 말했다. PSA 검사는 전립선 혈액 검사로, 혈청 내에 존재하는 전립선특이항원(PSA; prostate specific antigen) 농도를 통해 전립선암 여부를 판별하는 것이다. 3~4ng/㎖ 이상이면 정밀 검사를 받아야 한다. 이 회장은 "이를 국가 암검진

의무사업으로 시행하자는 내용이 국회에 상정돼 있 는데, 예산 문제로 인해 쉽게 통과되지 못하고 있는 것으로 알고 있다"며 "고령화로 접어든 우리나라의 현실을 감안할 때 안락한 노후 보장을 위해서라도 필요한 일인만큼 꼭 반영되도록 노력하겠다"고 말 했다. 현재 PSA 검사를 받으려면 1만~1만5000원 가량의 비용이 든다.

이 회장은 "우리나라의 전립선암 수술은 전세계 최 고 수준"이라며 "완치율은 미국이나 유럽과 비교해 도 손색이 없다"고 말했다.

최근 이슈가 되고 있는 로봇 수술에 대해, 이 회장

은 "다빈치 로봇만큼 전립선암 수술에 최적인 장비가 없다"며 로봇을 활용한 전립선암 수술에 긍정적인 의견을 내놓았다. 그는 "다빈치 로봇으로 수술하면 골반 밑에 숨어 있는 전립선을 정교하게 다룰 수 있기 때문에 일반 복강경 수술보다 회복이 빠른 등 장점이 많다"고 말했다.

최근 정상 세포는 건드리지 않고 암세포만 공격하는 표적 항암치료제가 전립선암에 대해서도 개발돼 있다. 이 회장은 "전립선암 표적치료제는 미국과 유럽에서는 사용되고 있지만, 국내에서는 아직 허가가 나지 않았다"며 "초기 단계이기 때문에 검증이 되려면 더 많은 시간이 흘러야 할 것으로 보인다"고 말했다.

이 회장은 "다른 암 수술은 '생명'이라는 단 하나의 문제만을 생각하면 되지만 전립선암 수술은 수술 후의 성기능 보존이라는 화두가 따른다"며 "암 자체의 수술이 성공적으로 끝나도 발기부전 후유증이 나타나면 우울증 등 심한 절망감에 휩싸이는 환자가 흔하다"고 말했다. 전립선 주위 조직은 미세한 신경 다발들이 모여 있는데, 과거에는 수술할 때 이런 신경을 건드리지 않을 방법이 없어 전립선암 수술 후 대부분 발기부전이 나타났다.

이 회장은 "최근에는 신경보존술이 발달해 조기에 발견한 전립선암은 발기부전 문제를 상당 부분 해결할 수 있게 됐다"며 "그러나 아직까지 발기부전 문제를 완전히 극복하지는 못했다"며 "개복 수술, 복강경 수술, 로봇 수술 등 어느 방법을 써도 30~40%가량의 환자는 수술 후 발기부전을 보인다"고 말했다. 그러나 이 회장은 "환자가 지레 겁을 먹고 미리부터 '고개 숙인 남자'가 될 이유는 없다"고 말했다. 그는 "먹는 발기부전 치료제, 자가주사 요법 등으로 발기부전을 극복하고 정상에 가까운 성생활 만족도를 보이는 환자가 적지 않다"고 말했다.

전립선비대증, 전립선염에 약물·수술 치료 병행해야

전립선암 외에, 노령층에 접어드는 남성을 괴롭히는 질병이 전립선비대증이다. 전립선비대증의 치료에 대해 이 회장은 "출혈이 적고 조기퇴원이 가능한 레이저 수술 요법이 많이 개발돼 있다"며 "수술 후 10명 중 1명은 요실금 증상을 보이곤 하지만 시간이 지나 개선되는 경우가 많다"고 말했다. 성인 전립선의 정상 무게(20㎎)보다 크면 비대증에 해당한다. 이 회장은 "전립선비대증의 수술은 크기만으로 결정하지는 않는다"며 "소변이 나오지 않거나 반복적인 감염, 출혈이 있는지 없는지 등의 증상을 보고 판단한다"고 말했다.

그는 이어 "최근에는 하루 한 알을 복용하면 24시간 효과가 지속되는 약물도 나와 수술 대신 약에 의존하는 환자도 많아졌다"며 "고혈압 약처럼 평생 먹어야 하는 불편이 있기 때문에, 환자의 선호도에 따라 바로 수술하기도 한다"고 말했다.

전립선염은 30대 직장인 등 젊은 연령대에도 자주 발생한다. 이 회장은 "자리에 오래 앉아 있는 직업을 가진 남성은 전립선염에 걸릴 가능성이 높아진다"며 "전립선비대증은 소변줄기가 약해지거나 시원치 않게 나오는데 비해, 전립선염은 앉아 있을 때 불쾌감이 찾아온다"며 "이럴 경우 항생제나 소염진통제 등으로 치료해야 한다"고 말했다.

전립선에 대한 관심 점차 확대될 수 있도록

이 회장은 2년 임기 회장으로서 활동 계획에 대해 "내가 몸담고 있는 병원이 경주에 위치해 있지만 KTX 등 교통이 발달해 있기 때문에 학술활동을 통한 회원 간의 지식공유를 활발히 전개할 수 있을 것으로 본다"고 말했다. 이어 "전립선에 대한 기초 연구는 아직 부족한 실정"이라며 "대규모 역학조사 등을 통해 전립선 질환원 원인을 규명하는 데에 초점을 맞추는 한편, 일반인을 대상으로 한 전립선 질환 홍보를 열심히 해나가겠다"고 말했다.

남성 건강의 신호등
전립선의 역할

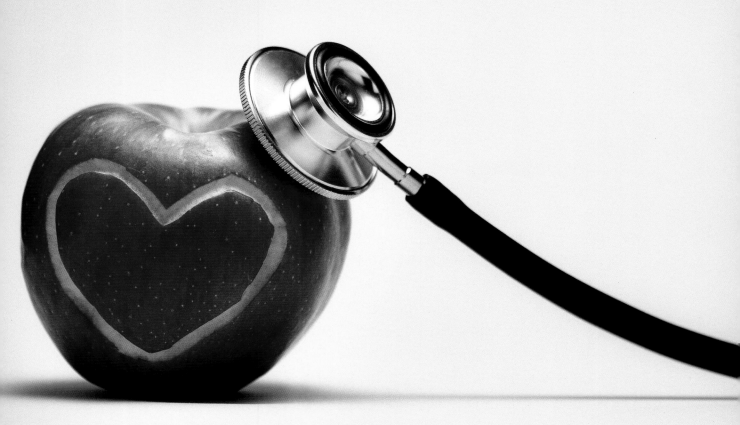

남성에게만 있는 전립선은
밤톨만한 크기로 별것 아닌 것 같아보이는 기관이다.
소변과 정액 배출에 문제가 생겨 남성의 삶의 질이 뚝 떨어진다.

1 남성만의 전립선, 그 20g의 비밀

2 남성호르몬, 노화와 전립선 질환에 영향

3 전립선은 남성 성기능에 큰 영향 미쳐

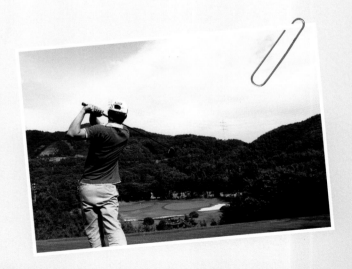

남성만의 전립선,
그 20g의 비밀

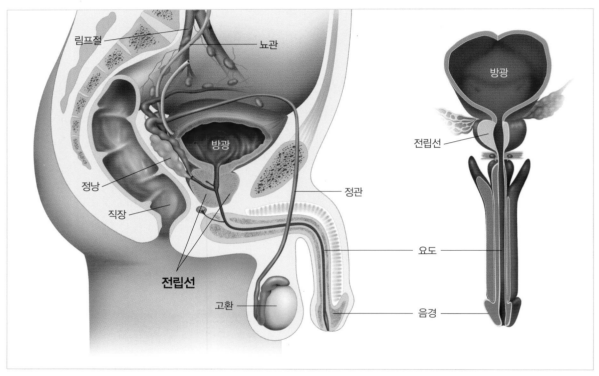

전립선과 주변 장기

전립선(前立腺, prostate)은 전립샘이라고도 하며, 남자에게만 있는 생식과 관련한 장기이다. 그러나 전립선은 생명 유지에 절대적으로 필요한 기관은 아니므로 남성은 전립선 없이도 커다란 문제없이 살 수 있다. 이렇게 전립선이 생명 유지에 꼭 필요한 기관이 아닌데도 불구하고, 왜 중요한 것일까?

소변과 정액의 통로 요충지에 자리 잡은 전립선
전립선은 비록 호두와 비슷한 크기에 불과한 작은

기관이지만, 소변과 정액은 전립선을 지나지 않고 몸 밖으로 나갈 수 없고, 작은 전립선에 조금이라도 문제가 생기면 소변을 볼 때와 정액을 배출할 때 문제를 야기해 남성의 삶의 질을 떨어뜨릴 수 있다. 전립선은 고환에서 생산되는 남성호르몬의 직접적 영향을 받는 정낭, 부고환과 함께 남성 생식기관의 일부이다. 작은 소모성의 기관으로 복잡하고 작지만 강력한 공장과도 같다. 수많은 작은 샘(腺)과 도관들에서 만들어지는 주요 분비물은 정액을 구성한다. 현미경으로 자세히 보면 전립선은 스펀지와 같은 모양이며, 작은 샘 조직들이 벌집처럼 모여 있다. 이것들이 바로 분비물을 만드는 작은 공장이며, 그것을 요도로 보내주는 수많은 관들로 서로 연결되어 있다.

정낭과 전립선은 사람과 초식동물만이 지녀

전립선은 여러 가지 기능을 발휘하는 중요한 기관으로, 우선 전립선에서 어떤 물질들이 생산, 분비되며 이들이 어떤 기능과 역할을 하는지를 알아보는 것이 중요하다. 전립선의 뒤쪽 윗부분, 방광의 뒤쪽 아랫부분에는 한 쌍의 주머니 모양인 정낭이라는 장기가 있는데 여기서는 정액의 2/3가량을 구성하는 정낭액이 생산된다. 사자와 개와 같은 육식동물은 정낭이 없다. 정낭과 전립선 모두를 가진 유일한 동물은 소, 유인원, 코끼리와 같은 초식동물이다. 정낭액은 정자가 난자를 만나기 위해 여성의 질, 자궁, 나팔관으로 장거리 이동을 하는 데 필요한 영양분을 함유하고 있다. 정낭의 분비물은 사정 시에 전립선 뒤쪽에서부터 관통하는 사정관을 통해 전립선 요도로 배출되어 밖으로 나온다.

전립선, 부고환 및 정낭과 같은 부성기에서는 각기 전립선액, 부고환액, 정낭액 등의 분비액이 나오는데 이들은 고환에서 만들어진 정자와 함께 정액이 된다. 그러나 섹스에 관여하는 이러한 분비액들의 신비로운 기능에 관해서는 아직도 알려지지 않은 것이 많다. 오르가슴을 느낄 때는 전립선에 있는 근육의 수축으로 정액이 전립선 요도를 통해 몸 밖으로 배출된다.

정액 중에서 정자가 차지하는 양은 약 1%

정액의 대부분은 정낭액과 전립선액으로 구성된다. 정상인이 1회 사정할 때 배출되는 정액의 양은 대략 2~6mL(평균 3.5mL) 정도인데, 이 중에서 50~80%는 정낭에서(평균 2.5mL), 15~30%는 전립선에서(평균 0.5mL) 분비되며, 나머지는 요도 주위에 있는 쿠퍼선의 분비액도 섞여 있고, 고환에서 생성되는 정자도 포함되지만 정자의 양은 약 1% 정도에 불과하다.

정관 수술로 정자가 나오는 관을 막으면 정액도 나오지 않을 것이라고 생각할 수 있지만, 실제로 사정할 때 나오는 정액에서 정자가 차지하는 부분은 약 1%에 불과하므로 정관 수술 후에도 정액 양에는 큰 변화가 없다. 사정되는 정액의 처음 부분은 아주 연한 유백색이며 전립선에서 나온 것이 대부분(15~30%)이고, 후반부는 주로 고환에서 배출되는 것인데 조금 노란색을 띠고 있으며 한천처럼 뭉글뭉글하다. 이 혼합액 속에서 정자는 생명을 가지고 운동성을 유지한다.

전립선액에 함유된 물질들

전립선은 유기화합물과 무기화합물이 혼합된 전립선액이라는 물질을 분비한다. 이 액체는 약산성이고, 많은 영양 물질들을 함유하고 있다. 특히 아연, 마그네슘, 칼슘, 구연산 그리고 각종 단백질이 전립선에서 생산된다.

>> 전립선특이항원(PSA)이라는 단백질

전립선에서는 각종 단백질을 분비하는데 그 중 전립선특이항원(PSA)이 가장 중요한 대표적인 단백질이다. 전립선특이항원은 전립선에서 분비되고, 정액의 응괴(凝塊)를 용해시키는 작용이 있다. 사정 후에 정액은 극적인 화학적 변화를 겪는데, 점액의 상태에서 한천 같은 반고체 상태로 굳어진 정액은 약 15분 이내에 다시 끈적끈적한 액체 상태로 변한다. 대부분의 동물은 정낭에서 만들어진 물질에 의해 이러한 응고가 일어나지만, 정액은 다시 전립선에 의해 만들어진 중요한 효소인 전립선특이항원에 의해서 다시 녹는 것이다. 이러한 작용이 생식과 생리에서 얼마나 중요한지는 아직 밝혀지지 않았다.

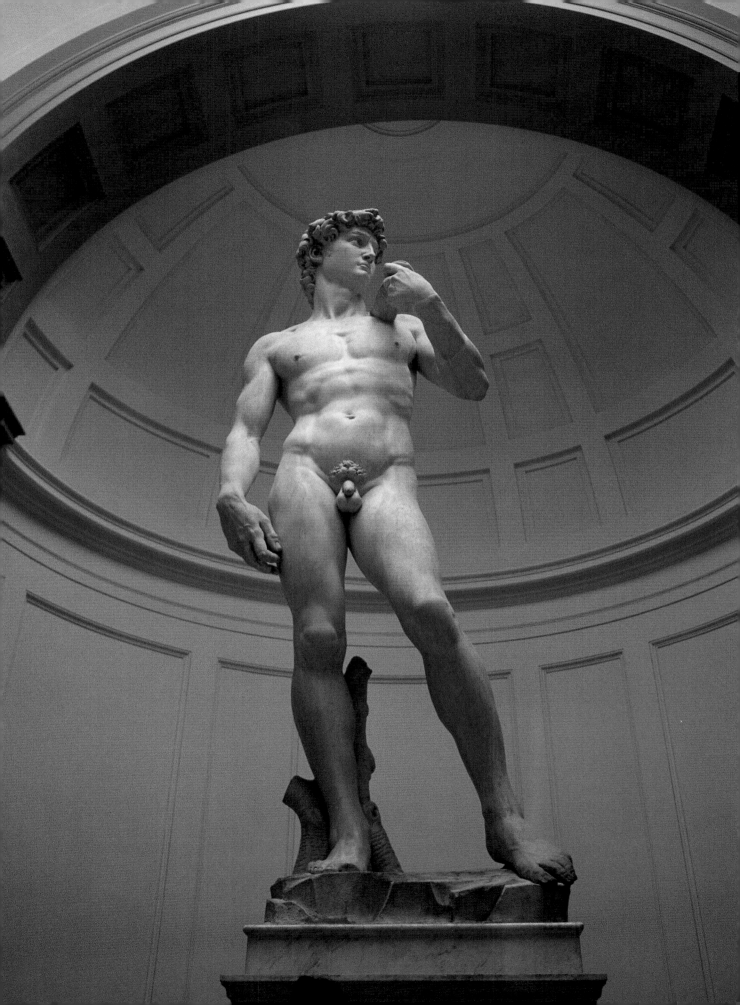

전립선특이항원의 또 다른 중요한 점은 간단한 혈액 검사로도 쉽게 측정할 수 있어, 전립선암을 진단하고 치료 결과를 추적하고 재발 여부를 빨리 진단하는 데 유용하다. 전립선특이항원은 전립선암의 암표지자로 널리 이용되며 전립선암의 조기 진단에 크게 기여하고 있다.

전립선액, 정자의 생존과 운동을 도와

전립선액의 중요한 기능 중 하나는 남성 생식 기능 및 정자의 생존을 돕는 것이다. 전립선액은 여러 가지 영양분이 충분히 포함되어 정자에게 영양을 충분히 공급해줘 생존과 운동 에너지를 부여한다. 고환에서 생산되는 정자는 아주 미숙하고, 자체의 운동성도 없어 생식 능력이 없다고 할 수 있다. 그런 정자가 정액과 섞여 겨우 활동성을 얻게 된다.

정액은 사정된 정자가 난자를 만날 때까지 먼 여행을 하는 동안 에너지를 공급해 살아있도록 도와 활성을 유지하게 해준다. 이처럼 정자가 여성의 자궁에 도달해 난자와 결합하기 위해서 전립선의 존재는 절대적인 것이다.

전립선액의 살균 작용

전립선액의 빼놓을 수 없는 또 다른 중요 기능 중의 하나는 살균 작용이다. 전립선액 중의 구연산, 아연은 살균 작용이 있어서 정자를 감염으로부터 보호

해 정자의 활동을 촉진시키기도 한다. 그리고 외부로부터 요도, 전립선, 방광과 부고환 등 비뇨생식계로의 상행성 세균 감염을 막는 방어벽을 만들어 비뇨생식계의 장기들을 해로운 박테리아로부터 안전하게 보호한다.

성인 남자가 여자보다 요로 감염이 적은 이유도 전립선액의 살균 기능과 밀접한 관련이 있다. 단백질 분해효소, 면역 글로불린 등이 세제의 역할을 한다고 추정된다. 즉 감염이나 다른 해로운 물질들이 비뇨생식계에 존재하지 않도록 씻어주어 감염으로부터 안전하게 지켜준다. 특히 생식계에 감염이 반복적으로 자주 일어나면 흉터가 생겨나 정자의 통로인 관들을 막아 불임에 이른다. 이것이 전립선이라는 기관이 존재하는 하나의 이유다.

이처럼 전립선은 이처럼 다양한 기능을 하지만, 사람의 수명이 연장되면서 남자들의 대부분은 한두 가지의 전립선 문제에 당면해 생활의 질에 큰 영향을 받는다. 건강한 전립선을 유지하는 것은 중년 이후 건강한 삶을 누릴 수 있는 토대가 된다. ▣

전립선액

남성호르몬, 노화와 전립선 질환에 영향

나이 들며 감소, 환경 원인도 이유가 돼

혈중 남성호르몬을 기준으로 하면 60세 이상 남성의 20%, 70세 이상의 30%, 80세 이상의 50%가 성선기능저하증이다. 갱년기 여성의 약 40%가 여성호르몬 치료를 받고 있는데 반해, 많은 남성들이 성선기능저하증을 앓고 있는데도 불구하고 진단이나 치료를 제대로 받지 못하고 있다. 여성은 갱년기가 되면 생리가 중단되면서 여성호르몬 감소에 따른 신체적, 정신적 변화가 빠르게 나타나 환자 스스로 금방 알 수 있다. 하지만 남성은 남성갱년기 증상이 서서히 나타나므로 보통은 사회생활에 따른 스트레스 탓으로 돌리기 일쑤다.

여성은 폐경이 되면서 여성호르몬이 급격히 감소하는 것과 달리 남성호르몬은 30대 이후에 매년 1%씩 감소한다. 남성호르몬이 감소하는 이유는 나이가 들면서 고환에서 남성호르몬을 분비하는 라이디히세포 감소 및 호르몬 조절 기능의 변화로 발생한다. 환경적 요인으로 흡연, 음주, 스트레스, 비만 등이 관련 있다. 즉, 남성갱년기는 나이가 들면서 생리적 감소에 의해 발생하지만, 교정 가능한 가역적 원인에 의해서도 일어날 수 있다.

담배와 술을 끊고 적절한 운동을 하는 것이 남성갱년기를 예방하고 치료를 돕는다. 즉, 남성갱년기 환자 치료는 가역적 원인 제거와 함께 남성호르몬 보충요법을 시행하는 것이다.

전립선질환과의 관련성

전립선암이 다른 장기로 퍼져 있을 경우 남성호르몬을 차단하는 호르몬 치료를 하는데, 이런 이유로 남성호르몬이 전립선암을 일으킨다고 오해하는 경우가 있다. 하지만, 남성호르몬이 직접적으로 전립선비대와 전립선암을 일으킨다는 근거는 없기 때문에 남성갱년기에서 치료 목적으로 사용하는 남성호르몬 보충요법은 안전한 치료법이다. 물론, 전립선암 환자에게 남성호르몬을 투여할 경우 전립선암을 악화시킬 수는 있다. 그래서 남성갱년기 치료로 남성호르몬을 보충요법을 하는 경우에 주기적으로 전립선암이 동반되었는지 확인하는 것이 필요하다.

나이가 들면서 심리적으로 우울해지고 화를 잘 낸

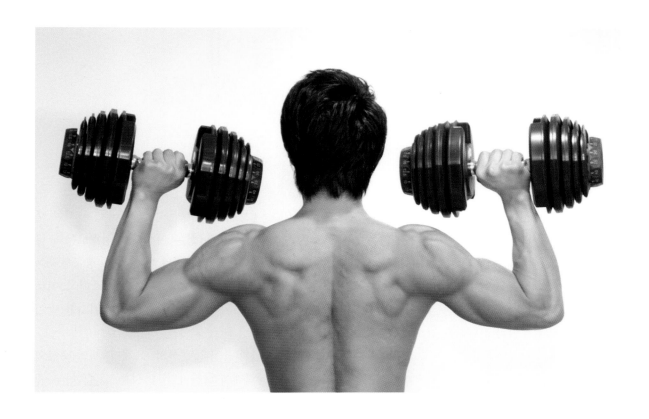

다. 신체적으로 근력이 약화되고 체모가 감소한다. 기억력과 집중력이 떨어진다. 조금만 일을 해도 쉽게 지친다. 성욕이 젊었을 때 같지 않고 발기력도 떨어진다. 중년 이후 대부분의 남성들은 이러한 현상들을 나이가 들면서 자연히 생기는 현상으로 생각하며 어쩔 수 없는 것으로 받아들이고 있다. 최근 연구에 따르면 '노화 현상'이라고 알려져 있는 많은 증상들이 남성호르몬이 감소되면서 발생하는 것으로 밝혀지고 있다. **M**

대한비뇨기과학회에서 권하는
남성갱년기 자가진단법

1 성욕이 줄었습니까?

2 무기력합니까?

3 근력과 지구력이 감소했습니까?

4 키가 다소 줄었습니까?

5 삶의 의욕과 재미가 없습니까?

6 슬프거나 짜증이 많이 납니까?

7 발기력이 감소했습니까?

8 조금만 운동을 해도 쉽게 지칩니까?

9 저녁식사 후 졸음이 잦습니까?

10 업무능력이 감소했습니까?

진단 1번 또는 7번이 '예'이거나, 기타 세 가지 항목 이상이 '예'라면 남성갱년기라 할 수 있다.

전립선은 남성 성기능에 큰 영향 미쳐

남자들은 누구나 나이가 들면서 정력도 약해지고 오줌발도 약해진다. 오줌이 전혀 나오지 않는 것은 아니며 성기능이 떨어진다고 병원에 가기 창피하고, 친구들도 그렇다고 하니 '나이 들면 양기가 떨어져서 그런가보다' 하고 지낸다.

그렇다. 나이와 정력과 전립선은 서로 관계가 있다.

중년 이후 남성호르몬의 감소

'정력'이란 양의학적인 측면에서 성기능을 말하는데

남성의 성기능은 나이가 들면서 떨어지는 것이 사실이다. 중년 이후 남성은 여성처럼 성호르몬의 급격한 감소로 폐경이나 갱년기 증상을 경험하지는 않지만, 남성호르몬 수치가 서서히 감소하고 이로 인해 남성호르몬 부족 증상 즉, 남성갱년기를 맞이한다(그림 1, 2 참조).

남성의 갱년기 증상은 정신적, 육체적, 성적 증상의 세 가지 영역에서 나타난다. 남성호르몬은 하루 중 대체로 새벽에 분비되는데 나이가 들면 야간 수면

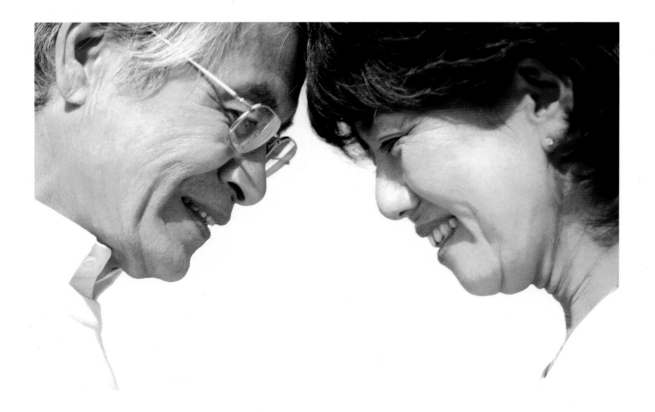

중 음경 발기가 약해지거나 소실되고 '성관계를 하고 싶다는 생각', 즉 성욕이 감소한다.

남성호르몬의 감소는 음경을 비롯한 발기 조직의 약화를 초래한다. 쉽게 말하면 토양의 힘이 떨어지는 것과 비슷하다.

나이는 발기부전에서 성인병까지 영향을

나이가 들면 성적 자극에 대한 반응도 떨어지고 신경이나 혈관도 약해져 발기력이 떨어진다. 중년 이후 동반되는 당뇨병, 고혈압, 고지혈증, 죽상동맥경화증, 심장병 등과 비만, 우울증 등은 발기부전의 위험인자이다. 때문에 나이가 들면서 나타나는 발기부전은 이러한 '성인병의 신호탄'이라고도 부른다. 특히 당뇨병, 고혈압, 고지혈증, 비만은 대사증후군이라고 하며 서양에서는 '죽음의 4중주', 'X증후군'이라고도 한다. 우리나라도 평균 수명의 증가와 출산율 저하에 따른 노령 인구의 증가로 이미 고령화 사회에 접어들었는데 이는 심각한 사회문제일 뿐만 아니라 국민의 건강에도 심각한 위협이 된다.

사정은 전립선 여러 기능 중의 하나

정력하면 빼 놓을 수 없는 것이 사정이다. 흔히 어르신들은 '호르몬' 하면 혈중 호르몬이 아니라 사정 시에 배출되는 정액을 호르몬으로 잘못 알고 있는 경우가 많다. 정액은 전립선과 정낭에서 대부분 만들어지며 일부 요도분비물이 합쳐진 것이다.

정낭은 방광 뒤에 위치해 고환에서 만들어진 정자가 부고환과 정관을 타고 와 저장되어 있는 곳이다. 정낭은 전립선을 거쳐 요도로 나오는 사정관과 연결되어 있다. 따라서 사정은 전립선의 여러 가지 기능 중의 하나로 본다. 나이가 들며 나타나는 사정장애는 정액양이 감소하고, 사정력이 떨어지며, 심한 경우는 사정이 되지 않고 이로 인해 극치감도 감소한다.

나이, 생활습관, 동반질환 그 외 위험인자들이 모두 관련

최근까지의 연구 결과에 따르면 발기부전의 가장 큰 위험 인자는 '나이'다. 또 40~65세 남성에서 하부요로 증상을 가진 남성이 그렇지 않은 남성에 비해 발기부전이 세 배 더 많고, 성생활 만족도가 떨어지는 것으로 나타났다. 음경 발기에 필요한 산화질소가 음경평활근뿐만 아니라 전립선에서도 감소하고, 스트레스 시 증가하는 자율신경계 항진이 하부요로 증상, 전립선 성장과 발기부전에도 관여하기 때문이다. 또 골반부 허혈이나 평활근 수축기전이 공통적인 병태생리를 거치기 때문이다.

실제 미국과 유럽 등 일곱 개 국가에서 시행된 연구에서 나이, 생활방식 및 동반질환과는 별개로 발기부전을 가진 남성이 그렇지 않은 남성에 비해 전립선비대증이 심한 것으로 조사되어 전립선비대증의 하부요로 증상이 발기부전 발병에서 독립적인 위험 요소임이 확인되었다. 단지 나이 탓으로만 돌리기

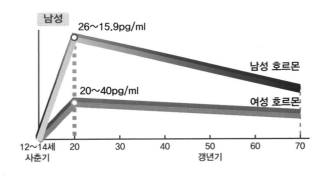

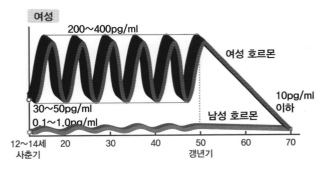

나이에 따른 호르몬 변화

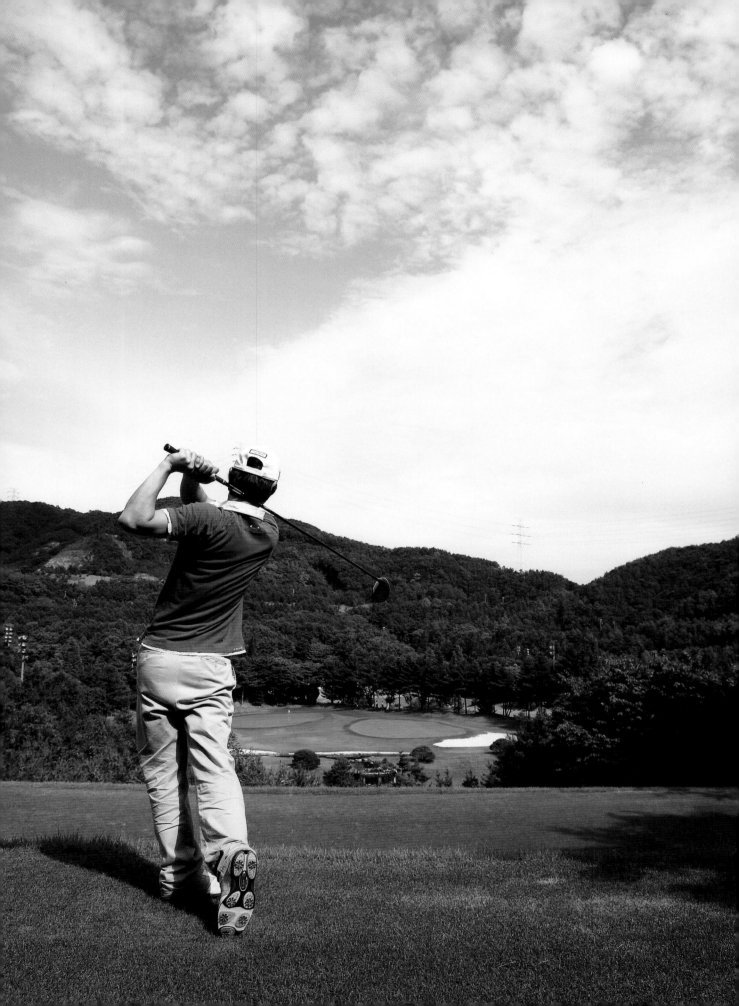

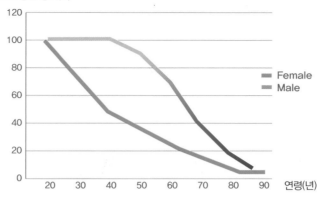

남성호르몬 생산 능력(%)

나이에 따른 남성호르몬 생산 능력 변화

보다 적극적으로 치료하고 관리해 중년 이후 시작되는 제2의 인생의 질을 높이는 것이 중요하다. 이를 위해서 나이와 생활습관, 동반질환이나 위험인자를 종합적으로 고려해 각각의 환자에 맞는 치료가 필요하다.

자동차는 엔진이 고장나면 엔진을 새것으로 바꾸지만 인간은 기계가 아니므로 바꿀 수 없다. 생리적인 노화현상은 인위적으로 막을 수 없으므로 강장제나 보약 같은 정력제는 도움이 되지 않는다는 것

을 명심해야 한다. 중년 이후 전립선의 기능과 성기능을 잘 보전하기 위해서는 스스로가 정신적, 육체적 건강을 유지하고자 적극 노력해야 한다. 적당한 운동과 식이요법은 필수이며 규칙적이고 꾸준한 성생활, 충분한 휴식이 필요하다. 중년 이후 남성의 성기능 보전을 위해 배우자의 관심과 협조도 필요하다. 주기적인 건강 진단과 조기 진단, 전문의와의 충분한 상담, 치료는 원만한 배뇨와 성생활을 위해서도 필수적이다. **M**

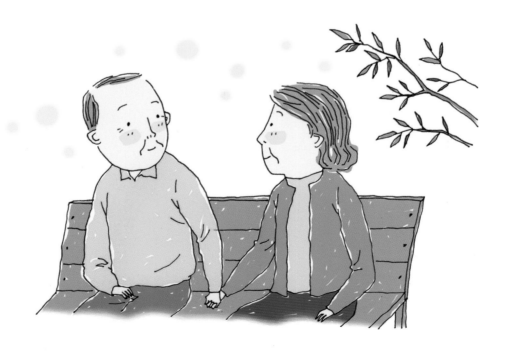

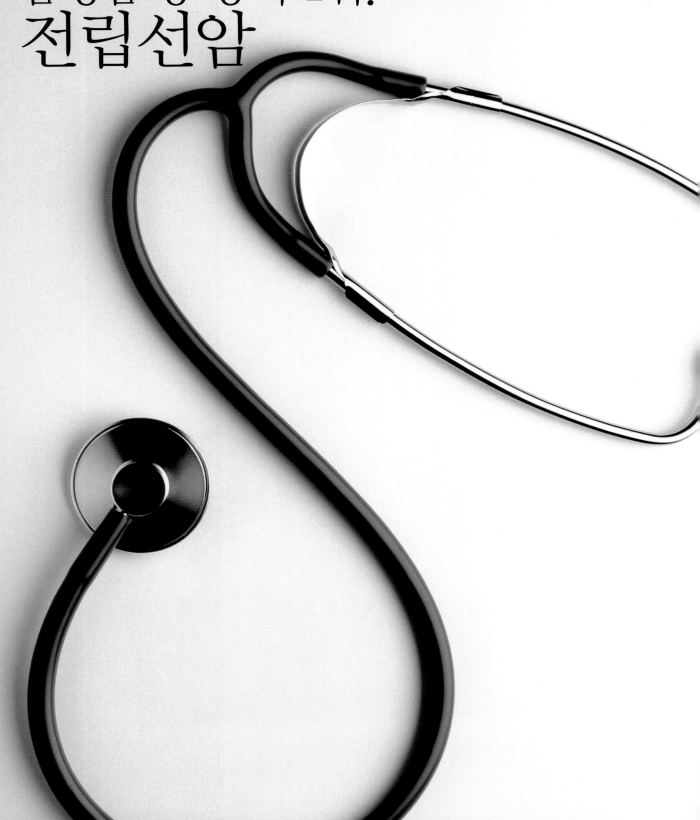

남성암 중 증가 1위!
전립선암

전립선암이 급증하고 있으나 정기검진을 통해 조기에 발견하면
치료 효과가 좋다. 비뇨기과 의사들은 중년 이후 남성들에게
전립선특이항원(PSA) 검사를 꼭 받을 것을 권한다.

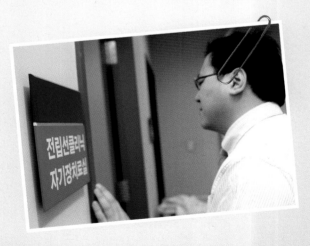

병과 싸워 이긴 사람들의 목소리
전립선암

건강검진에서 PSA 증가로 전립선암이 발견되어 치료한 경우

저는 인천에서 작은 마트를 운영하고 있으며 지금껏 건강 하나는 자신있었습니다. 그런데 얼마 전 자식들이 환갑 기념으로 준비해준 종합검사에서 전립선 수치가 높으니 전문 진료를 받아보라는 말을 들었습니다.

혹시나 하고 대학병원에 가서 상담하게 되었고, 의사가 종합검진표를 보더니 전립선암 가능성이 높아 조직 검사를 받으라며 입원을 권유하더군요. 설마 하는 생각이 강했지만 다시 병원을 찾아 입원해 조직 검사를 받았습니다. 결과는 열두 군데 중 세 군데에서 암이 발견되었고 우선적으로 암세포가 다른 곳으로 퍼졌는지를 확인해야 된다는 말을 들었습니다.

경제적으로 여유 있는 상황이 아니라 진료비 걱정부터 했지만 담당 선생님을 통해 암으로 진단되면 치료비 중 20분의 1만 환자가 부담한다는 설명을 듣고 치료를 결정했습니다. 담당 선생님의 지시에 따라서 여러 검사를 했지만 다행히도 아직 다른 부위에 퍼진 증거는 없어서 수술이 가능하다고 했습니다. 검사를 받는 동안 몸도 마음도 지쳐 있었지만, 검사 결과에 그나마 불안했던 가슴을 쓸어내리던 기억이 아직도 생생합니다.

가족들과 함께 담당 선생님으로부터 수술과 수술 후에 올 수 있는 이상들에 대한 설명을 들었습니다. 암이 초기인데다 다른 부위에 퍼진 데가 없어서 수술만 잘되면 완치도 가능하다고 했고, 수술 후 요실금이나 발기부전이 올 수도 있다 했습니다. 가족들은 제가 수술 후 요실금이 와서 평생 기저귀를 찰 수도 있다는 말에 울었습니다. 하지만 저는 암을 고치고, 사랑하는 가족들을 더 오래 볼 수 있다면 상관없다는 생각에 동의서 서명을 했습니다.

약 다섯 시간 동안의 대수술을 받고 올라와보니 몸 여기저기에 호스가 박혀 있었고, 온몸이 아파왔습니다. 수술이 잘 끝났다는 선생님 말씀을 듣고 나니 긴장이 풀렸던지 온몸이 나른하며 잠이 들었습니다. 이튿날 아침, 가스가 나오면서 가벼운 운동을 시작해도 지장이 없다는 말을 들었고 이때부터 마음을 조금씩 편히 먹었습니다. 수술 1주

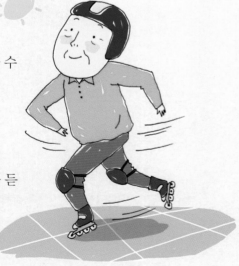

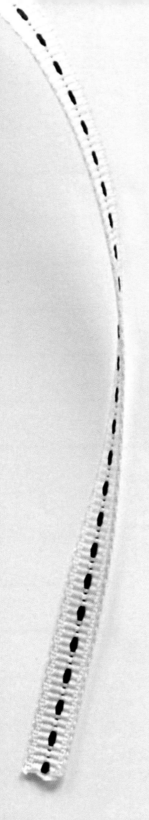

일 후 검사 결과에서 이상이 없다는 판정을 듣고 다음날 퇴원했습니다.

다시 병원을 방문하였을 때 담당 선생님은 소변줄을 제거해주셨고, 요실금이 있을 것이지만, 차차 좋아질 것이라고 하셨습니다. 집에 돌아와서 실제로 소변 조절이 맘대로 안되니 각오는 하고 있었지만 무척 당황스럽더군요. 괜히 수술을 받았나 싶기도 했습니다. 하지만 병원에서 배운 대로 괄약근 운동을 하고 한 달이 지나니 한결 좋아진 것을 느낄 수 있었습니다. 3개월이 지난 현재는 요실금 증세도 거의 없어지고, 수술 후 경과도 좋은 편입니다. 하지만 선생님께서 아직 안심하긴 이르다며 매사에 조심하고 정기적으로 병원에 와서 재발하지 않는지를 관찰해야 한다니 한동안은 병원 신세를 질 것 같습니다.

저는 초기에 암을 발견해 수술로 잘 치료되었지만, 조금이라도 늦어 암이 몸 여기저기에 퍼졌더라면 어떻게 됐을까 하는 생각에 건강검진도 꼬박꼬박 받을 생각입니다. 운동도 열심히 하고 채소나 과일 위주로 식습관을 바꾸려고 합니다.

전립선암, 충분히 이겨낼 수 있습니다!

전립선비대증으로 검사 중 전립선암이 발견되어 치료한 경우

저는 처음에 단순한 전립선비대증인줄 알았습니다. 5년 전 소변이 바로 나오지 않고, 봐도 시원치 않은 느낌이 들어 비뇨기과를 찾았습니다. 전립선 초음파와 혈액검사 등 이것저것을 하고 전립선이 커져 있지만 약물 치료가 좋을 것 같다고 했습니다. 그때부터 전립선약을 복용했고 소변보기도 한결 편안해지더군요.

약물 치료와는 별개로 1년에 한 번씩은 피 검사를 받는 것이 좋다하여 이는 거르지 않았습니다. 처음에는 전립선암 수치가 정상이 4라면 저는 1.5 정도라고 해 대수롭지 않게 여겼으나, 그 수치가 점점 증가하더니 올해는 4.8까지 올랐습니다. 병원 권유대로 조직 검사를 하였고 결국 전립선암으로 진단받았습니다.

초기라고 듣긴 하였지만 막상 의사 선생님으로부터 수술 설명을 듣고 나니 혼란스러웠습니다. 가족과 상의하였고 비용이 많이 부담스러웠지만 최근 많이 한다는 로봇 수술로 결정했습니다. 출혈이 적고 통증이 적으며 정밀하게 수술한다니 내심 끌렸던 것도 사실입니다. 수술은 전립선과 임파선을 다 떼어내고 없어진 전립선 자리에 바로 요도와 방광을 이어주는 방법이었습니다. 수술 하루 전 병원에 미리 입원해 항생제 반응 검사와 관장, 그리고 복부와 생식기 부분 면도를 하고 다음날 아침 여덟 시에 수술실로 들어갔습니다. 오후 두 시 즈음해서 병실로 돌아왔습니다. 전신마취를 장시간 한 탓인지 병실에 와서는 목소리가 감기에 걸린 것처럼 잘 나오지 않았고, 얼굴도 많이 부었고, 팔다리는 무척 무겁게 느껴졌습니다. 마취가 완전히 깰 즈음에 수술 부위가 조금 따끔따끔 했지만 기분은 좋았습니다. 수술 후 경과는 좋아서 저는 1주일 만에 실밥을 전부 제거하고 퇴원했습니다. 수술 후 조직 검사에서는 다행히 밖으로 퍼진 것이 없다고 했습니다. 수고해주신 선생님들과 걱정해준 분들에게 모두 감사한 마음뿐입니다.

암을 극복하려면, 조기 진단이 최선이다

전립선암 가족이 있다면 40세 이후부터 검진을

조기 진단은 말 그대로 암을 초기 단계에서 일찍 발견한다는 뜻이다. 즉 치료가 쉬울 수 있다. 전립선 암은 초기에 발견해 적절한 치료를 한다면 그 어떤 암보다도 오래 살 수 있다. 일반적으로 아무 증상이 없다면 전립선암의 정기검진은 50세 이후부터 시작한다. 그러나 증상이 있거나 가까운 친인척 중에 전립선암이 있다면 40세 이후부터 정기적인 전립선 검진을 받아 전립선암을 조기 진단하고 건강을 지키는 것이 좋다. 조기 검진은 전립선암의 유전성도 극복할 수 있도록 도와준다.

전립선특이항원(PSA) 검사 수치의 해석

조기 진단이 가능하려면 질병을 예상하거나, 미리 생길 것을 걱정해 조기 진단을 위한 검사를 하거나, 증상이 있어서 병원을 찾아 검사를 받다가 발견되어야 한다. 전립선암은 전립선비대증이 함께 나타나 오줌발에 문제가 생겨서 검사를 받다가 발견되는 경우가 있다. 항문으로 전립선을 만져보니(직장 수지검사) 이상한 혹이 만져져 우연히 발견되거나, 혈액 검사를 받고 발견되는 경우다.

최근에 전립선암의 발생이 많아지고 사람들의 관심이 높아져, 조기 검진을 위해 혈액 검사를 하고 발견하는 경우가 많아지고 있다. 전립선암을 진단하는 혈액 검사는 전립선특이항원(PSA) 검사다. PSA는 전립선에서만 나오는 물질이라는 뜻으로 보며 실제로 전립선 이외의 다른 데서는 거의 나오지 않

는다. 그러므로 전립선 질환이 있으면 수치가 올라간다. 현재까지 PSA 4.0 이하이면 정상이고, 4.0 이상이면 정밀검사를 받도록 권하고 있다. 그러나 최근 들어 4.0 이하인 경우에도, 2.5나 3.0 이상에서도 암이 발견되는 경우가 있어서 단순히 숫자를 보기보다 수치의 변동을 살핀다. 기타 정밀검사법 등도 연구되고 있다(연구되고 있으나, 아직까지 직접적으로 임상에 적용되기에는 제한점이 있다). 연구마다 약간씩 차이는 있지만, 조직 검사에서 암세포가 나올 확률은 2.5~4 사이인 경우 10%, 4~10 사이 25%, 10 이상 50% 정도다. 최근에는 2.5 이하에서도 약 5% 정도 암이 나오기도 해서 혈액 검사가 과연 정확한가라는 의문도 제기되고 있다.

바늘을 찔러 조직을 확인하는 조직 검사

일단 혈액 검사에서 전립선암이 의심되면 조직 검사를 한다. 항문으로 초음파기계를 넣어서 전립선을 정확하게 보면서 조직을 얻을 수 있다. 전립선은 좌우 양쪽으로 구성되어 있으며, 좌우 각각 세 군데씩 여섯 개를 떼어내어 검사를 한다. 최근에는 좀더 확실하게 암을 진단하기 위해 여섯 개보다 조직을 많이 떼어내는데, 보통 8~12군데 정도 조직 검사를 하는 추세다.

조직 검사는 전립선을 직접 바늘로 찌르는 검사로서 검사 후에 피가 멈추지 않거나 염증이 생겨서 감염이 되는 경우가 있다. 이럴 때 항문으로 피가 나거나 심한 경우 오줌으로도 피가 날 수 있다. 감염

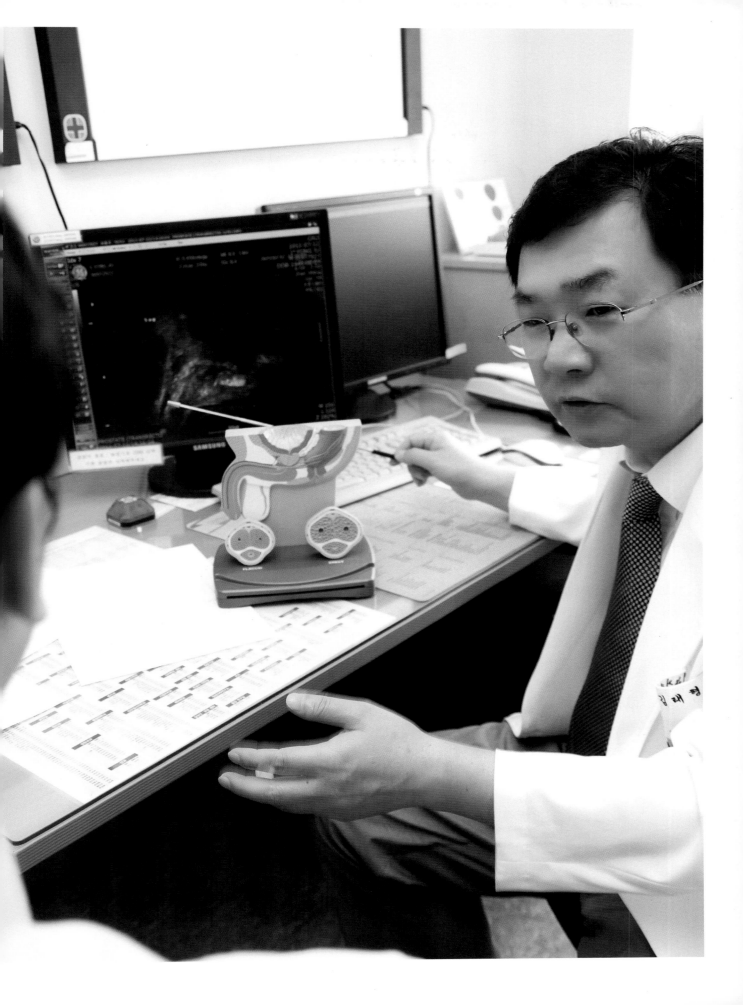

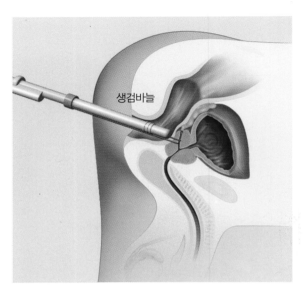

전립선 조직 검사
생검바늘을 통해서 전립선말초대 조직을 채취하여 조직 검사를 시행.

되면 고열이 나거나 전신에 염증이 퍼져 고생할 수 있다. 이를 대비해 검사 후 항생제를 맞거나, 수술 후 일정 시간 동안 병원에서 지켜보거나 하루 정도 입원하기도 한다. 피가 많이 나거나 염증이 심하면 며칠 더 입원해야 하는 경우도 있다.

조직 검사 후 일주일째 암 여부 확인

조직 검사 결과는 병원마다 약간씩 차이가 날 수 있지만 대개 일주일 정도면 암의 존재 유무를 확인할 수 있다. 가끔 암과 정상의 중간 정도 결과가 나오는 경우도 있다. 분명 세포의 모양은 정상이 아닌데 암이라고 하기에도 애매한 경우가 종종 있다. 이때 조직 검사를 다시 해야 하는 경우도 있고, 일정기간 후에 혈액 검사를 다시 해보고 다시 조직 검사를 하는 경우도 있다. 혈액 검사 수치가 높아서 암이 강력하게 의심되는데, 조직 검사에서는 암세포가 나오지 않는 경우가 많다. 이런 경우는 수치만 높고 암이 아닌 경우도 있지만, 암세포가 있는데 조직 검사에서 발견하지 못하는 경우도 있다. 이런 결과가 나오면 조직 검사에서 바늘로 찔러서 조직을 떼어내는데,

운 나쁘게 바늘과 바늘 사이에 암세포가 있는 경우라고 할 수 있다. 그래서 수치가 높으면 조직 검사에서 암세포가 안 나와도 암이 있을 가능성이 있으므로 주기적인 혈액 검사를 꼭 시행해야 한다.

암 진단 후 병기 결정을 위한 추가 검사들 실시

전립선암이 진단되면 병기를 결정한다. 주위로 퍼졌는지 아니면 멀리 퍼져 있는지를 보기 위해 몇 가지 검사를 한다. 흔히 컴퓨터단층촬영(CT), 자기공명영상(MRI), 골주사(bone scan) 등이 있다. 컴퓨터단층촬영은 우리 몸의 내부를 마치 가로로 잘라서 단면을 보는 것과 같은 검사로서 암 진단에 있어서 필수다. 자기공명영상은 컴퓨터단층촬영이 가로로 자른 면만 볼 수 있는 반면 어느 방향으로든지 모든 단면을 볼 수 있는 장점이 있다. 컴퓨터단층촬영이나 자기공명영상법은 암세포가 주위로 퍼져 있는지, 림프절 등으로 암세포가 퍼져있는지를 알 수 있다. 암세포가 전립선 주위로 퍼져 있는 3기인 경우 수술을 했을 때 퍼지지 않은 2기보다 수술 성공률이 떨어진다. 그러므로 필요한 경우 다른 치료 방법을 고려해야 하므로 이러한 검사는 매우 중요하다.

림프절이나 다른 장기로 퍼져 있는 4기인 경우 수술 치료나 방사선 치료의 성공 확률이 떨어져 전신 치료법인 호르몬 차단 치료를 해야 한다. 골주사는 뼈에 암세포가 퍼져 있는지를 알아보기 위한 검사이다. 전립선암 세포는 뼈에 많이 퍼지기 때문이다. 역시 뼈에 암세포가 퍼져 있으면 전신 치료법을 택해야 한다.

초음파 검사

초음파 검사도 중요하다. 전립선암을 진단할 때도 사용되고 조직 검사를 할 때 정확한 위치를 선정하기 위해서도 사용한다. 암으로 의심되는 부위가 있을 때 정확한 조직 검사를 위해서도 이용된다. 전립

선의 크기를 측정하거나 흔히 동반되는 질환인 전립선비대증의 정도 평가에도 쓰인다. 항문으로 기계를 삽입하므로 불편감은 있지만, 비교적 큰 무리가 없는 검사법으로서 많이 행해지고 있다. 그러나 이후에 다른 검사들이 이뤄진다거나, 이미 조직 검사에서 전립선암이 진단되었다면 생략할 수 있다.

조기 진단이 곧 성공적 치료

전립선암은 조기 발견 가능한 진단법이 가장 잘 확립되어 있는 암 중 하나다. 정기적인 검사를 하면 얼마든지 초기 단계에서 진단이 가능하고, 또 어느 암보다도 치료 성적이 우수하다. 조금 늦게 발견되더라도 치료가 비교적 잘되는 암으로 지속적인 관심을 기울인다면 좋은 결과를 얻을 수 있다. 혈액 검사 하나만으로도 전립선암의 상당수를 진단해낼 수 있다. 약간의 노력으로도 전립선암의 공포에서 해방될 수 있는 것이다. 최근 들어 전립선암의 조기 발견을 위해 소변을 이용하여 간단하게 검사하는 방법과 유전자 돌연변이를 찾는 방법 등이 속속 개발되고 있으나, 아직까지 널리 이용되고 있지는 않다. ▧

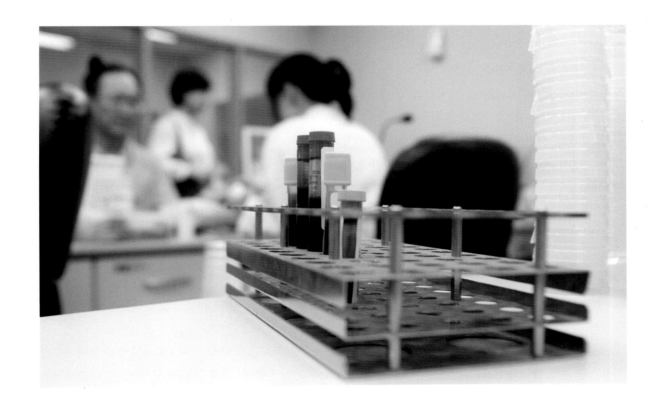

전립선특이항원 수치 높으면 모두 암인가?

서산에 사는 63세 박정엽씨(가명). 그는 몇 년 전부터 오줌발이 영 시원치가 않았다. 소변을 봐도 시원치가 않고 밤마다 소변 때문에 잠에서 깨는 일이 많았다. 불편하긴 했지만 으레 나이가 먹어서 그러려니 하고 병원에 가는 것도 일이고 해서 그냥 지냈다. 초등학교 동창 송년회 모임에 참석하기로 한 날이다. 날이 추워서 그런지 어제 오늘 소변보는 게 왠지 더 답답하게 느껴졌다. 평소 술을 즐기지 않지만 어릴 적 동창들과의 모임이니 어찌 거절하랴.

박씨는 취기가 제법 오른 후에서야 집에 돌아올 수 있었다. 소변이 마려워 잠에서 깼으나 통 소변이 안 나오는 것이었다. 몇 번을 화장실 앞에서 고생하다가 참을 수 없어 근처 응급실로 향했다. 의사가 소변줄을 요도에 집어넣어 소변을 빼주더니 소변이 많이 찼다고 했다. 그 소변줄을 며칠간 차야 된다고 했다. 불편했지만 박씨는 의사 말을 듣기로 했다.

검사 결과를 설명해주던 의사가 갑자기 전립선암 수치가 많이 올랐다고 한다. 이게 무슨 일인가 싶었다. 대학병원의 전립선을 잘 본다는 교수에게 예약을 했다. 박씨는 이제 잠을 이룰 수가 없다. 요도에 끼고 있는 소변줄도 불편했지만, 암 수치가 올랐다는 말에 불안한 마음을 감출 수가 없었다. 대학병원에 갔더니 의사선생님의 진단은 일단 암이 아닐 수도 있으니 지켜보자는 것이다. 곤란한 상황이다. 암 수치가 올랐다는데 암이 아닐 수도 있다니, 도대체 그럼 왜 수치가 올랐단 말인가?

처방해준 전립선약을 먹고 소변줄을 뽑고 한 달이 지났다. 소변보는 것은 이전보다도 훨씬 수월하다. 대학병원에서 암 수치를 확인하는 날, 불안하다. 아닐 수도 있다고는 했는데, 의사가 빙그레 웃으며 하는 말, 암 수치가 떨어졌다는 것이다. 다행이다 싶었지만, 정말 십년감수했다.

전립선특이항원 검사 정확도 높아져

전립선특이항원(PSA)은 주로 전립선에 의해 만들어지는 효소다. 이 검사는 과거 진단된 전립선암의 모니터링을 위해 사용되었고, 그 용도로서 PSA 수치의 상승은 전립선암의 존재를 확실하게 알렸다. 그 후 PSA에 대해 많은 연구가 이루어졌고, 연구 결과 PSA는 암의 특이적인 검사가 아니라, 전립선에 특이적인 검사라는 것이 입증되었다. 즉, 전립선암의 경우에만 PSA가 상승되는 것이 아니라, PSA가 상승되는 다른 원인도 함께 존재한다는 것이다.

어떤 경우에 PSA가 상승하는가?

PSA 상승이 반드시 전립선암을 의미하는 것은 아니다.

• 전립선에 질환이 있는 경우. 염증이 있는 경우에도 PSA가 상승할 수 있다. 따라서 PSA가 상승되어 있는 환자의 요검사에서 염증이 확인되면, 먼저 항생제로 염증에 대한 치료를 한 후 PSA를 다시 측정한다. 그렇게 하면 불필요한 전립선 조직 검사를 피할 수 있다.

• 전립선비대증에 의해서도 PSA가 상승될 수 있다. 전립선비대증을 치료하는 약물 중 일부는 PSA를 절반 정도로 감소

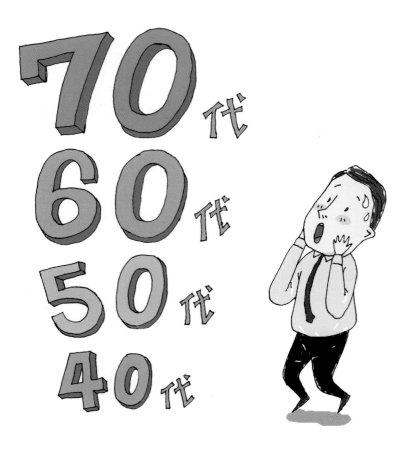

시킬 수 있으며, 비슷한 성분인 대머리 치료제 중에도 일부는 PSA를 감소시킬 수 있다.

• 전립선에 가해지는 충격에 의해서도 PSA는 상승할 수 있다. 예를 들어 방광내시경이나 전립선 조직 검사 등에 의해 PSA는 상승할 수 있다. 따라서 이 같은 시술 이후 PSA를 측정하는 것을 피해야 한다.

• PSA는 성관계에 의해서도 상승할 수 있다. 또 사정 후 한 시간 이내에 PSA는 41%나 증가하는 것으로 알려져 있다. 따라서 전립선 검진 예정인 환자는 이를 피하는 것이 좋다.

• 급성 요폐(소변이 마렵지만 나오지 않는 증상)에 의해서도 PSA는 상승될 수 있다. 이로 인한 PSA의 상승이 정상으로 돌아오는 데는 적어도 일주일 이상의 시간이 소요될 수 있다.

지속적으로 PSA에 대한 검사 정보를 확보하라
PSA 상승과 이를 일으키는 원인들, 그리고 변화 양상에 대해 보다 전문적이고 복합적인 이해가 필요하다. PSA를 올릴 수 있는 상황과 낮추는 상황에 대한 기본적인 이해가 중요하지만, 일단 40대 이후의 남성이라면 정기적인 비뇨기과 검진을 하는 것이 더 중요하다. PSA를 비롯한 전립선 관련 인자들에 관해 지속적인 검사 정보를 가지고 있다면, 불필요한 검사와 암에 대한 불안감에서 해방될 수 있을 것이다. M

암 완전 제거,
성기능 보존이 치료 목표

불과 10년 전만 해도 전립선암 진단을 받은 환자들의 공통된 얘기는 "이 나이에 내가 뭘 더 바래, 살만큼 살았는데"였다. 그도 그럴 것이 당시에는 이미 진행된, 다른 장기에까지 전이된 말기 상태에서 발견되는 전립선암 환자들이 많았기 때문이다.

그러나 건강검진과 대한비뇨기과학회 산하 분과학회들의 전립선암 홍보와 무료 검진 노력들 결과로 전립선암 환자들이 조기에 발견되고 있다. 또 의술의 발달과 다양한 신기술을 이용한 치료법 때문에, 조기에 발견되어 빠르고 적극적인 치료가 이뤄진다면 전립선암을 완치시키고 행복한 여생을 즐길 수 있을 것이다. '살만큼 산 나이에' 발생한 전립선암, 어떻게 잘 치료할 수 있을까?

병기에 따른 치료 방법 결정

전립선암은 다른 암들과 마찬가지로 암 병기에 따라 치료 방법을 선택한다. 즉, 전립선암이 발생한 전립선과 그 주변 조직과 장기로 퍼져나간 정도를 보는 '국소 병기'에 따라서 구분한다.

전립선 안에만 국한된 전립선암인지 전립선 밖으로 퍼져나가기 시작한 전립선암인지에 따라 치료법을 결정한다. 전립선 내에 국한된 전립선암은 국소치료법을, 전립선 주변으로 퍼져나가기 시작한 것으로 판단되면 국소치료법에 좀 더 추가적인 치료가 필요하다. 그러나 진단 당시 이미 전신으로 퍼진 경우 국소치료법은 불가능하고 전신치료법으로 치료해야 한다. 주로 나이가 많은 사람들에게 발생한 암

으로서 기본 치료 원칙보다 앞서 고려할 것이, 환자의 전신 상태와 남은 여생이다. 초기에 발견되면 아무런 치료를 하지 않고, 주기적으로 진행여부만 살펴도 남은 여생을 전립선암과는 무관하게 잘 지내는 환자들도 있다. 물론 예외적이거나, 완치를 위한 적극적인 치료를 감당하기에 몸 상태가 허락하지 않는 경우다.

통상 전립선암으로 진단된 경우 남은 여생이 10년 정도라면, 또는 10년 미만이라도 전신 상태가 허락하면 완치를 목표로 치료해야 한다. 유엔인구기금에서 발표한 '2007세계인구현황보고서'에 따르면, 한국 남성의 평균 수명은 74.4세로 65세 미만은 말할 것도 없고, 65세 가까이나 그 이상의 나이에 발견된 조기 전립선암에도 적극적인 치료가 이뤄지면 좋은 결과를 얻을 수 있다.

전립선 내에 국한된 조기 전립선암

전립선암에 대한 국소 치료는 다양하다. 암이 있는 전립선 전체를 들어내는 근치적전립선절제술이라고 불리는 수술, 방사선 치료, 전립선암 부위에 강한 초음파를 쪼여 암세포를 죽이는 고강도집중초음파요법(HIFU), 전립선암 부위에 바늘을 찔러 얼려서 암세포를 죽이는 냉동 치료(cryotherapy) 등이 있다.

>> 근치적전립선절제술

현재까지 국소 전립선암에 대한 가장 확실한 치료

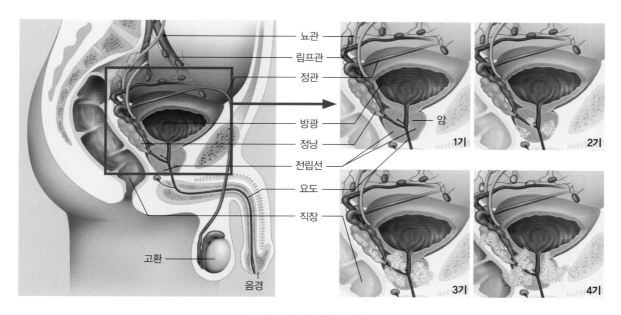

요관
림프관
정관
방광
정낭
전립선
요도
직장
고환
음경
암
1기
2기
3기
4기

전립선암 – 병기 분류

방법이며, 크게 개복 수술, 복강경 수술, 로봇 수술의 방법이 있다. 암이 있는 전립선과 정낭, 정관의 말단부와 함께 통째로 들어내고 끊어진 방광과 요도를 다시 연결하는 수술이다. 전립선이 회음부 깊숙한 곳, 좁은 공간 속에 위치하고 있어 접근이 쉽지 않아 기술적으로 어려운 수술 방법이었다. 그러나 해부학적 이해 및 술기의 발전으로 수술 후 문제가 되었던 요실금이나 발기부전의 부작용이 많이 감소하였다. 특히 최근에는 복강경 및 로봇 수술이 도입됨으로써 전립선암 수술은 비약적인 발전을 이루게 되었다. 국내도 2005년부터 로봇 수술 도입 이후로 전립선암 수술에 적용하고 있다. 로봇 수술은 열배 확대된 입체시야 하에 자유롭게 움직일 수 있는 로봇 팔을 이용하여 신경·혈관을 보존하면서 정확한 암조직을 제거하는 데 도움이 되어, 개복 수술이나 복강경 수술에 비해 이점이 있으나 건강보험 적용 대상이 아니어서 비용이 많이 든다는 단점이 있다.

전립선암 수술 후 부작용으로 요실금 및 발기부전이 발생할 수 있다. 그러나 최근에는 기술이 발전해 배뇨를 자재하는 능력과 관련된 신경, 괄약근 등을 많이 보존함으로써 수술 후 일상생활에 지장이 없을 정도로 회복하는 것으로 보고되고 있다.

전립선절제술 후의 발기력의 감퇴는 있을 수밖에 없으나, 수술 정도에 따라 발기력의 회복에 걸리는 시간이 길어질 수 있다. 초기 전립선암은 좌우 양측의 신경과 혈관을 모두 보존해 발기력의 빠른 회복을 기대할 수 있다. 그러나 암의 병기가 높을수록 수술 시 발기와 관련된 신경과 혈관의 보존이 힘들 수 있다.

>> 방사선 치료

방사선 치료는 엑스선 사진을 촬영할 때와 같은 방사선을 암 부위에 강하게 쪼여서 암세포를 죽이는 치료법이다. 이로 인한 부작용으로 암 주위 정상 세포와 방사선이 지나가는 부위의 정상 세포들이 손상되는 부작용이 많이 발생한다.

이들은 전립선을 제거하지 않고 남겨둔 채 치료하는 방법으로 이론적으로 효과는 수술에 비해 떨어질 수도 있고, 방사선이 요로계 및 위장관계에 염증을 유발함으로써 발생하는 부작용이 문제점이다. 단, 전립선 조직을 남겨두어 요실금이 발생을 줄일 수 있다는 장점이 있다.

>>고강도집중초음파요법(HIFU), 냉동 치료(cryotherapy)

고강도집중초음파요법은 여러 방향에서 고강도 초음파를 암 부위에 집중 조사하는데 65℃ 이상의 열을 가하여 암세포를 죽이는 방법이다. 냉동 치료는 암이 있는 부위에 침을 삽입하여 영하 40℃ 이하의 온도로 냉동시켜 암세포를 죽이는 치료 방법이다. 이 방법들은 최소침습적인 치료법이라는 장점이 있으나, 장기 추적 결과가 부족하고 건강보험 적용 대상이 아니어서 비용이 많이 든다는 단점이 있다. 이들 치료의 부작용은 요도 손상이나 협착, 회음부 또는 직장 동통, 직장요도누공 등이 있다.

주변 조직으로 퍼져나가기 시작한 국소진행성 전립선암

국소진행성 전립선암은 전립선을 둘러싸고 있는 전립선 피막이나 전립선에 연결되어 있는 정낭, 방광으로 암세포가 침범한 것으로 판단되는 경우를 말한다. 이 경우는 수술, 방사선 치료 및 호르몬 치료가 단독 또는 병합으로 사용되고 있는데 치료 방법이 다양해서 치료법 선택이 무척 까다롭다.

진행된 전립선암

진단 당시 이미 다른 장기로 전이된 말기 전립선암이라도 치료를 잘 받는 경우 치료를 받지 않는 경우에 비해 또한 원발암이 전립선이 아닌 경우에 비해 예후는 좋은 편이다. 전립선암은 전립선 내의 남성호르몬 즉, 디하이드로테스토스테론(DHT)에 의존해 서서히 증식하는 암으로 말기 암인 경우에도 호르몬 치료에 잘 반응하는 경우가 많다.

진행된 전립선암은 전신에 퍼져 있는 경우이므로 전신 치료를 한다. 전신 치료로는 호르몬 치료와 항암 치료가 있다. 호르몬 치료는 남성호르몬이 전립선에 작용하지 못하게 하여 전립선암의 증식과 진행을 억제하는 치료법이다. 남성호르몬은 고환에서 95%, 부신에서 5%가 만들어진다.

>>호르몬 치료

호르몬 치료 방법은 첫째, 남성호르몬의 주된 생산지인 고환을 수술로 적출하는 방법이 있으며, 고환 절제술은 매우 간단하고 비용도 저렴하나 고환이 없어지는 것에 대한 남성들의 심리적 불안감으로 선호되지 않는다.

두 번째는, 고환을 그대로 둔 채 약물을 이용해 고환에서 남성호르몬이 만들어지지 않게 하는 방법이다. 주사제로 치료하며 1개월마다 또는 3개월마다 주사를 맞는 방법이다.

세 번째로는 고환과 부신에서 만들어진 남성호르몬이 전립선에서 작용하지 못하도록 약으로 막는 방법이다. 경구약으로 매일 투약한다. 경구약은 고환 절제술이나 주사제와 함께 사용하기도 하며 이렇게 병용 치료하는 방법을 남성호르몬 완전차단요법이라고 한다.

>>호르몬 치료의 향후 문제 발생

호르몬 치료의 부작용은 항암 치료에 비해 미약하기 때문에, 막연한 불안감을 가질 필요는 없다. 그렇다 해도 호르몬 치료에 따른 부작용은 있다. 체중 증가, 골다공증, 여성형 유방, 안면홍조, 성욕 감퇴, 발기부전 등이다. 이는 대부분 예방약이나 치료약으로 조절 가능하다. 전립선암의 호르몬 치료는 효과가 탁월하고 부작용도 적지만, 완치가 아니라 암을 억제하는 치료라는 점이 가장 큰 문제점이다. 억제는 되지만 결국에 호르몬 치료에 반응하지 않는 호르몬불응성 전립선암으로 바뀌고, 이때부터 급속히 진행된다. 호르몬불응성 전립선암으로의 진행이 언제 올 지는 예측할 수 없다.

호르몬불응성 전립선암 상태에서 평균 생존 기간이 급속히 단축되지만, 간헐적 호르몬 치료, 항암 치료 등의 조합으로 생명을 연장하는 경우도 있어 말기 전립선암도 끝까지 최선을 다하는 것이 중요하다.

치료 후 재발한 전립선암

전립선암의 국소 또는 전신치료 후 추적관찰로 전립선특이항원(PSA) 혈액 검사를 시행한다. 전립선암이 완치되었다고 판단하는 수준으로 PSA 수치가 떨어져서 유지되다가, 다시 상승하는 경우가 전립선암의 재발이다. 의학적으로는 PSA 재발 또는 생화학적 치료 실패라고 한다. 전립선암의 재발은 전립선 조직이 있던 곳에서 암이 재발하는 국소재발과 전립선이 있던 곳이 아닌 다른 장기로 전이되어 재발하는 전신재발로 나눌 수 있다. 각각에 따라 치료 방법이 다르다. 국소재발은 국소 치료 중 방사선 치료를 주로 하고, 전신재발의 경우 전신치료인 호르몬 치료 또는 항암 치료를 한다. **M**

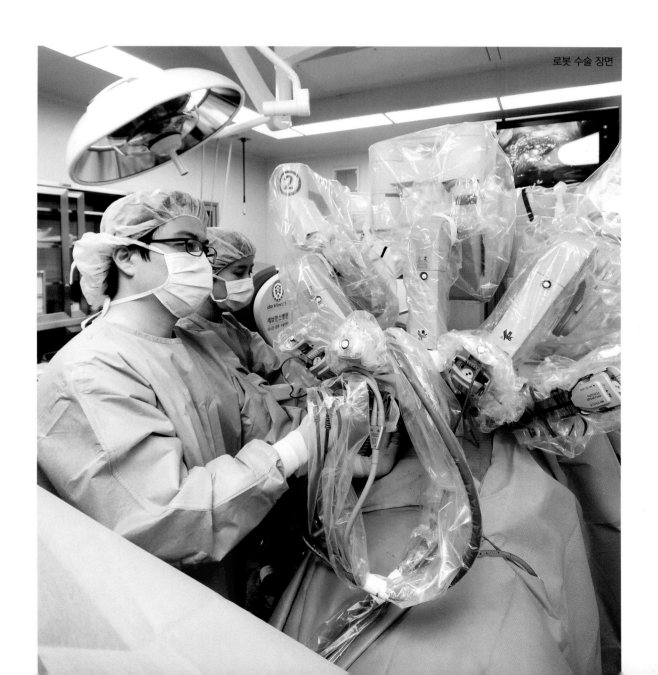

로봇 수술 장면

전립선 수술하면 발기, 사정 안되나?

전립선은 소변과 정액의 배출, 즉 사정에 필수적인 역할을 하는 기관이다. 이런 전립선이 암이나 비대증 등의 원인으로 수술 등의 치료를 하는 경우 사정 능력이 영향을 받을 가능성이 있다. 사정뿐 아니라 발기 자체가 직·간접 영향을 받을 수도 있다.

전립선 질환 치료 때에 많은 남성들이 가장 걱정하는 것 중의 하나가 치료 뒤 발기가 제대로 되지 않을까 하는 점이다. 남성의 성행위는 성욕, 발기, 사정, 오르가슴이란 네 가지 요소가 관여한다. 성욕은 크게 남성호르몬과 심리·환경요인이란 두 가지에 의해 조절된다. 성욕에 가장 큰 영향을 주는 남성호르몬은 고환에서 만들어지므로 전립선과는 관계가 없다. 따라서 전립선 질환을 치료한다고 해서 남성호르몬이 직접 영향을 받는 경우는 드물다.

일부 예외가 있는데 첫째가 전립선암이다. 진행된 전립선암 환자의 치료를 위해 호르몬 요법을 사용하면 남성호르몬(테스토스테론)의 수치가 매우 낮은 수준까지 떨어진다. 호르몬 요법을 받는 남성의 대부분이 성욕이 크게 감소하는 것으로 조사됐다.

둘째, 근치적전립선절제술을 받는 경우에도 성욕 감퇴가 생기는 것으로 보고돼 있다. 하지만 이는 남성호르몬의 감소 때문이 아니라 우울증 때문이다. 남성들의 경우 우울증을 치료하면 성생활이 정상으로 회복된다는 연구들이 많이 나와 있다.

발기에 영향을 주는 것들

발기에 영향을 미치는 요인들은 동맥경화증, 혈관의 변화 등 여러 가지가 있으나, 음경으로 들어가고 나가는 신경의 역할이 중요하다. 특히 전립선 양쪽 옆을 지나는 두 다발의 신경은 발기에 필수적인 역할을 한다. 근치적전립선절제술을 하다가 이 신경이 손상되면 발기에 지장을 받을 수 있다.

이론적으로 볼 때 가장 솜씨 좋은 의사가 근치적전립선절제술을 했고, 양쪽 신경혈관 다발이 다 보존됐다면 40~50대 환자는 80%, 60대 환자는 60%가 발기가 가능해야 한다. 하지만 실제로는 수술 뒤 약 25% 정도만 발기가 가능한 것으로 보고되고 있다.

왜 그럴까?

최근에는 노화로 설명하는 시도가 이뤄지고 있다. 즉 노화에 따라 신경도 점점 소실되는데, 발기를 담당하는 신경 역시 예외일 수 없다. 젊은 사람이 신경을 보존하는 근치적전립선절제술을 받았다고 하자. 그럴 경우 발기와 관련된 신경의 20%는 손상을 입을 것이며, 60%는 정상적으로 보존된다. 또 20%는 수술 뒤 일시적으로 기능을 잃었다가 다시 회복되는 것으로 본다.

다시 말해 젊은 사람의 경우 근치적전립선절제술을 한 뒤 발기에 관여하는 신경의 80% 정도가 작동한다는 뜻이다. 하지만 나이가 든 사람들의 경우는 다르다. 즉 60세가 되면 출생 때 신경의 약 60% 정도만 남는다. 노화 때문에 이미 신경의 40%를 잃어버린 것이다. 이런 사람이 근치적전립선절제술을 받는 과정에서 20%만 손상을 입어도 발기를 담당하는 신경이 필요한 양의 50% 아래로 떨어진다. 나이든 사람이나 전립선 옆을 지나는 신경 다발 중 어느 한쪽을 잘라낸 사람에게 발기부전이 더 많이 일어나는 것은 바로 이 때문이다.

전립선절제술을 한 뒤에도 정액의 배출, 즉 사정은 가능할까? 결론부터 말하면 사정은 불가능하다. 성행위 때 오르가슴에 도달하면 강력한 근육 수축 작용에 의해 정자가 부고환으로부터 정관을 통해 밖으로 배출되는 것이 사정이다. 정자가 사정관을 거치는 동안 전립선과 정낭에서 생산된 액체(정액)와 섞인다. 이와 동시에 방광 내에 있는 근육으로 된 판막이 닫혀 방광 안으로 역류를 막기 때문에 정액은 요도와 음경을 거쳐 밖으로 배출된다.

하지만 근치적전립선절제술을 받을 경우 정액을 대부분 생산하는 전립선과 정낭이 제거될 뿐 아니라 정관도 잘리기 때문에 사정을 해도 분비되는 액체가 거의 없다. 실제로 정액을 배출하지 않아도 뭔가를 배출하는 것과 비슷한 사정 느낌을 갖는 것으로 조사돼 있다. 이를 '건조 사정'이라고 한다. 이에 대해서는 의사들과 남성 환자들 사이에 의견이 엇갈리기도 한다. 즉 의사들은 '액체'를 배출하지 않아도 사정과 오르가슴이 가능하다는 입장이지만, 환자들은 "아무 것도 배출하지 않는 것이 어떻게 사정이냐, 오르가슴도 느끼기 어렵다"는 입장을 보이는 경우가 있다는 것이다.

전립선이 없어도 오르가슴을 느낄 수 있다는 주장의 근거는 무엇일까? 당연한 말이지만 전립선이 없

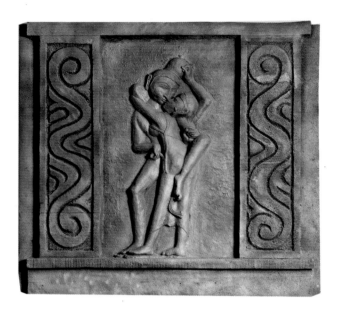

는 여성들도 오르가슴을 경험한다.

오르가슴은 주로 뇌에서 일어난다. 물론 오르가슴이 일어나기 위해서는 적절한 자극과 이를 느끼는 감각 과정이 있어야 한다. 근치적전립선절제술이나 전립선암으로 방사선 치료를 한 뒤에 발기력을 상실한 사람도 감각에는 문제가 없으므로 오르가슴을 느낄 수 있다. 하지만 많은 남성들은 발기 없이 오르가슴을 느낄 수 있다는 사실 자체를 모를 뿐 아니라, 설명을 들어도 이해하려고 하지 않는 경향을 보인다. 물론 이 모든 논란의 전제는 성행위 자체의 즐거움을 느끼는 것이다. 만약 성행위의 즐거움을 모르는 사람이라면 발기가 되지 않아도 오르가슴을 느낄 수 있다는 주장은 별 의미가 없을 것이기 때문이다.

근치적전립선절제술이 남성의 발기에 어떤 형태로든 영향을 주는 것은 분명한 사실이다. 수술 과정에서 양쪽 신경 다발이 손상을 입지 않고 잘 보존됐고, 다른 변수가 없는데도 수술 뒤 발기가 되지 않을 때는 어떻게 해야 하나?

의사들은 가장 먼저 하는 말이 "인내를 가지고 기다리라"는 것이다. 발기가 점차적으로 돌아오기 때문이란 설명이다. 발기가 완전히 돌아오려면 몇 년의 시간이 걸릴 수도 있다. 최근에는 발기재활 프로그램도 시도하고 있다.

전립선 수술 뒤에는 성관계 방법 바꿔라

근치적전립선절제술을 한 뒤에는 성행위의 방법을 약간 바꾸는 것도 도움이 된다.

일반적으로 남성은 눈으로 보거나, 상상력 등 정신적으로 성적인 자극을 받으면 발기가 유도되고 성행위에 대한 흥미가 생긴다. 그리고 음경에 직접적인 촉각이 주어지면 발기가 유지되고 사정, 오르가슴 등이 진행된다. 하지만 수술 뒤에는 약간 수정할 필요가 있다. 성적인 자극 중에서 가장 강한 것이 촉각이다. 즉 시각이나 정신적인 자극 등 뇌에서 먼저 느끼는 것보다 음경에 대한 직접 자극이 가장 강하다는 것이다. 따라서 시각이나 상상력에 의존한 뒤에 촉각으로 이어지는 것보다 처음부터 음경에 대한 촉각부터 시작하라는 것이다. 그리고 발기가 완전하지 않고 부분적인 발기만 가능해도 성행위를 하라고 전문가들은 권한다. '완벽한 발기'가 올 때까지 기다리지 말라는 것이다.

성기능 회복을 도와주는 방법들

전립선절제술 후 성기능을 유지하기 위해서는 신경혈관다발을 잘 보존하는 것이 중요하다. 그러나 이를 보존하였다 하더라도 어느 정도의 충격 또는 손상은 피하기 어려운 것이 사실이며, 암이 진행된 경우 신경혈관다발을 보존할 수 없는 경우도 있다. 이러한 영향으로 음경해면체의 평활근이 감소하고, 섬유화가 진행될 경우 성기능 회복이 어려워질 수 있다. 과거에는 수술 후 시간을 두고 성기능의 회복을 기다리는 방법밖에 없었으나, 최근에는 수술 후 음경해면체의 평활근 감소 및 섬유화를 적극적으로 예방하고자 하는 노력이 진행되고 있다. 이러한 방법을 통해 성기능을 되찾는 비율을 높이고 회복 시간을 단축시키자는 것인데, 이를 일종의 재활 치료라고 한다. 주로 수술 후 1개월 전후부터 시작하여 경구용발기유발제(PDE5억제제) 같은 약물이나 주사 치료 또는 진공 흡입 치료를 규칙적으로 사용하는 방법들이 소개되고 있다. ◾

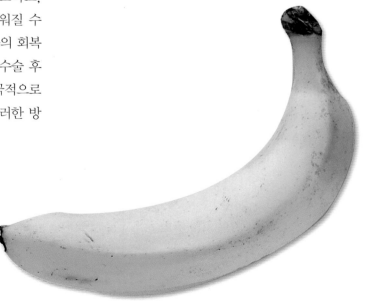

과일 · 채소 섭취와
규칙적 운동 도움돼

암을 예방해 암의 공포로부터 해방되는 것은 모든 인류의 공통적인 바람일 것이다. 특히 암으로 인하여 가까운 사람을 잃게 되었다면, 만약에 그 사람이 가족이라면 가족을 잃은 슬픔과 더불어 두려움이 엄습할 것이다.

나도 암에 걸릴 수 있지 않을까?
그렇다면 암에 걸리지 않는 방법은 없을까?
아래는 우리나라 평범한 중년 남성의 상황과 고민이다.
47세인 전영길씨(가명)는 평범한 직장인이다. 일주일에 한두 번 회식을 하고, 한 번 정도는 과음을 한다. 나이가 들면 고기가 싫어진다고 하지만 전씨는 여전히 회식 메뉴 1순위는 여전히 고기 종류이다. 주머니 사정이 가벼운 탓도 있지만 삼겹살, 통닭을 먹어야 회식을 한 것 같다. 며칠 전, 전씨의 아버지가 전립선암 진단을 받았다. 대학병원에 가서 담당 의사의 설명을 들으니, 수술이 가능하단다. 그것도 최근에 로봇으로 수술이 가능해 비용은 비싸지만 며칠 내에 퇴원도 하고 통원치료도 된다고 한다.
치료가 가능하다니 다행스러운 일이지만, 아버지의 암 진단이 영 마음에 걸린다. 얼마 전 신문에서 본 동물성 지방 섭취가 암 발생과 관련이 있다는 기사가 머리에 맴돈다. 암은 유전될 수 있다는데 나도 암에 걸리지 않을까? 그런 고민에 가까운 비뇨기과를 찾았다.

전립선암을 예방하는 백신은 개발되어 있는가?
최근 새로운 전립선암 백신이 임상 1상 시험에서 안전성과 유효성을 보였다고 미국비뇨기과학회 연례 회의에서 보고되었다. 이 백신은 전이성 전립선암 환자들의 면역계를 활성화시켜 환자들이 암에 대항하도록 돕는다고 한다.
연구를 주도한 아이오와대학 데이비드 루바로프 박사는 "이 백신은 환자들의 면역계를 활성화시켜 전립선암을 공격하는 항체를 만들어내게 한다. 때문에 환자들의 삶의 질이 향상되고 생존기간도 연장된다. 이번 임상시험의 1차 목표는 백신이 특별한 부작용을 유발시키지 않고 안전한지를 확인하는 것이었다. 시험 결과 안전성은 입증되었다"라고 밝혔다.
그러나 다른 전문가는 백신이 확실한 효과를 입증하지 못했다는 견해를 밝혔다. 반더빌트대학의 부르스 로스 박사는 "이번 시험에서 입증한 것은 안전성뿐이라고 생각한다. 그러나 효과라는 면에서는 이야기가 다르다"고 지적했다. 또한 그는 "이번 시험은 1상 결과로서는 성공이다. 그러나 지난 수십 년간 면역요법에 대해서 가져온 기대에는 많이 부족한 상황이다"라고 말했다.
지금 언급한 백신은 전립선암 환자를 대상으로 하는 일종의 치료용 백신이다. 일반적으로 알고 있는 질병 예방용 백신과는 개념이 다르다. 이미 알고 있듯이 전립선특이항원과 직장수지검사 등으로 조기 진단이 가능하다. 조기 진단이 가능하지만 전씨처럼 가족 중에 암 진단을 받은 경우에는 보다 적극적인 본인의 예방이 필요하다. 그렇다면 전씨에게 해 줄 수 있는 조언은 어떤 것이 있을까?

변화시킬 수 없는 전립선암 위험인자 세 가지

전립선암을 일으킬 수 있는 위험인자에 대해서는 많은 분야에서 연구되어 왔다. 대표적으로 '나이, 인종, 전립선암의 가족력', 이 세 가지가 전립선암을 유발하는 위험 요소로 알려져 있다.

나이는 사실 다른 종류의 암에도 적용시킬 수 있는 것으로, 전립선암의 발병에도 세포 수준에서의 변이를 일으키는 데 시간적 요소가 영향을 미친다고 볼 수 있다. 미국의 통계에서 70대에 전립선암에 걸릴 확률이 40대의 확률보다 130배 높다고 한다.

인종과의 연관성은 사실 우리나라의 현실과는 차이가 있지만, 미국 흑인 남성의 경우 세계 어느 인종보다 전립선암에 걸릴 확률이 높고 전이의 확률도 높다.

가족력은 아버지나 형제가 전립선암 환자라면 일반인에 비하여 전립선암에 걸릴 확률이 두 배가 된다. 유전성 전립선암에 대하여 연구가 진행 중이며, 머지않은 시기에 유전자 검사로 인한 조기 진단도 가능하지 않을지 예상해볼 수 있다.

이상의 위험인자 내용들은 사실 우리가 변화시킬 수 없는 것들이다. 나이와 인종, 가족력 그 어느 것도 우리가 바꿀 수는 없는 부분들이다.

암의 원인들을 먼저 개선해라

그렇다면 우리가 지금 당장 암 예방을 위해 노력하고, 그 노력들에 도움을 줄 수 있는 것들은 없을까? 이런 문제들에서 암의 원인으로 지목되는 것들을 먼저 고려해야 한다.

첫 번째로 환경과 식이습관이다. 서양, 특히 미국을 포함해 서방 선진국에서 흔한 전립선암이 우리나라를 포함한 아시아 국가에서는 빈도가 낮게 발생하는 것에서 그 원인을 유추해볼 수 있다.

두 번째로 호르몬이 원인으로 지목된다. 남성호르몬인 테스토스테론이 전립선의 성장에 작용하므로 연관성이 있다고 보지만, 아직 정확한 상관관계는 알려져 있지 않다. 또한 인슐린 유사 성장인자 같은 호르몬들이 언급되는데, 역시 정확한 상관관계가 정립되어 있지는 않다.

그 외 요인들로 제초제 등의 화학약품들과의 관계가 밝혀졌고, 특히 베트남전의 고엽제 피해자들과 전립선암의 상관관계가 밝혀져 있다. 그렇지만 우리가 흔히 원인이라고 생각하는 전립선비대증, 흡연, 성관계 등은 전립선암의 확률을 높이지 않는다.

채식만을 하는 식단이 꼭 좋은 것은 아니다

위에 언급된 원인들을 생각해본다면 우리가 노력할 수 있는 예방법은 식습관을 포함한 환경 변화에서 찾을 수 있다. 일반적으로 암 예방의 가장 좋은 방법이 과일과 채소를 많이 섭취하고, 육류를 적게 섭취하고, 칼로리를 적게 섭취하며 규칙적으로 운동하는 것이다. 그렇지만 현실적으로 현대 사회를 살아가면서 이 모든 것들을 지키며 살기란 쉬운 일이 아니다.

그렇지만 '채식 생활이 반드시 암을 예방하여 주는가?' 라고 묻는다면 그 대답은 '글쎄'다. 아무리 좋은 음식이라도 그것만을 섭취한다면, 그 음식은 또하나의 독이 될 수 있다. 채소만 섭취한다면 영양소 부족이 생길 수 있고, 좋은 물이라도 너무 많이 섭취하면 그 자체로 전해질 불균형 등의 문제를 일으킬 수 있다.

전립선암 예방을 돕는 영양물질과 음식

다음은 지금까지의 연구 결과에서 전립선암 예방에 도움이 된다고 알려져 있는 것들이다.

첫 번째, 콩으로 만든 음식들이다. 이런 음식은 특히 한국인이 많이 접할 수 있는 음식이며, 콩 속에 포함되어 있는 이소플라본, 제니스틴, 파이토에스

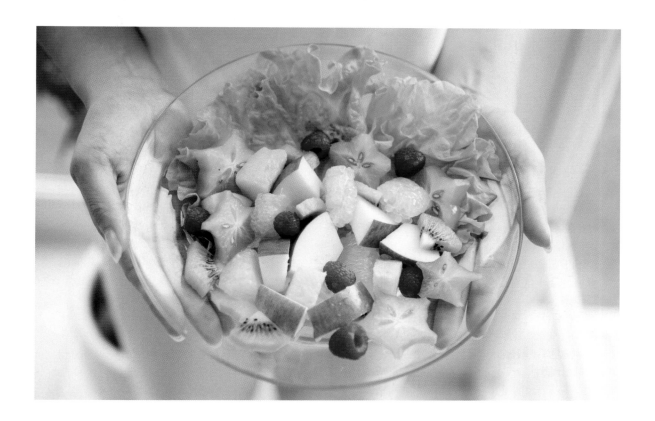

트로겐 등의 성분들이 암의 진행을 막아준다.

두 번째로 라이코펜이다. 이것은 항산화 물질로서 토마토와 붉은색의 과일들(수박, 딸기, 붉은색의 포도 등)이 전립선암의 예방에 도움을 줄 수 있다는 보고가 있다.

세 번째로 녹차다. 최근 웰빙 열풍을 타고 녹차가 건강 음료로 대두되고 있고, 실제로 몇몇 연구에서 암 예방에 도움이 된다는 연구 결과도 있다. 그렇지만 이 또한 확실한 인과관계로 설명할 수는 없다.

음식, 운동, 마음가짐, 조기 진단이 동반돼야

위에 얘기된 음식물들은 우리가 흔히 주변에서 볼 수 있는 것들이고, 건강식품으로 각광받고 있다. 특히 한국인의 경우 서양인에 비하여 더욱 거부감 없이 이러한 음식물들에 접근할 수 있다. 앞에서와 같이 아무리 좋은 음식도 지나치면 독이 된다는 것을 명심하여야 한다.

위의 음식물들을 섭취하는 것은 분명 실보다 득이 많겠지만, 그것만을 섭취하는 것은 오히려 득보다 실이 많을 수 있다. 또 분명히 할 것은 이러한 음식물의 섭취가 암의 완전한 예방을 의미하지 않는다는 것이다. 노력과 함께 적당한 운동과 건강한 마음가짐, 그리고 전립선암을 조기에 진단하기 위한 적극적인 조기 검사 등의 노력이 동반되어야 한다. **M**

전립선암

Q 아버지가 전립선암으로 돌아가셨습니다. 전립선암은 유전되나요?

A 전립선암에도 유전성이 있습니다. 인종에 따라 전립선암의 발병률이 현저하게 다른 것은 이에 대한 매우 유력한 증거라고 할 수 있습니다. 아시아인은 전립선암의 발병률이 가장 높은 흑인보다 약 1/3 정도밖에 되지 않습니다. 가까운 가족이 전립선암을 가지고 있는 경우 전립선암의 발병률은 높아지는데, 아버지 또는 아들이 전립선암이 있다면 전립선암의 위험도는 일반인의 두 배로 늘어나게 됩니다. 이러한 여러 유전적인 요인을 종합해 볼 때, 유전되는 전립선암은 전체 전립선암의 약 10%로 정도이며, 나머지 90%는 유전과는 크게 상관없는 것으로 알려져 있습니다. 요컨대 전립선암은 유전성이 있지만, 유전성 전립선암이 차지하는 비율은 그리 높지 않다고 할 수 있습니다. 그러나 가까운 가족 중 전립선암이 있다면 조금은 주의를 기울이는 것이 바람직하겠습니다.

Q 20대에도 전립선암이 걸릴 수 있는지 궁금합니다.

A 전립선암은 50세 미만 남성 가운데는 전체 환자의 0.1% 미만 정도로 드물게 발병하는 질환입니다. 보통 70~74세에서 많이 나타나며 환자의 약 85%가 65세 이후 발병합니다. 따라서 20대에 발병하는 경우는 거의 없다고 생각하셔도 됩니다.

Q 전립선 조직 검사 이후 후유증이 있나요?

A 조직 검사 후 요로감염, 출혈, 급성 요폐, 혈정액증 등이 발생할 수 있습니다. 조직검사 부위의 염증으로 인해 미열이 발생할 수 있으며, 드물게 심한 감염이 발생해 패혈증이 올 수 있습니다. 만약 검사 후 고열이 발생한다면, 지체 없이 병원에 내원하여 충분한 항생제 치료를 받아야 합니다. 또한 혈뇨, 혈변 등이 발생할 수 있으므로 조직 검사 전에 적어도 5~7일간은 아스피린과 같은 항응고제 복용을 중단해야 합니다.

Q 뚱뚱한 남성이 전립선암에 걸릴 경우, 마른 남성에 비해 사망할 위험이 높나요?

A 비만한 사람은 정상 체중인 사람에 비해 당뇨병, 지방간, 기능성 위장 장애, 관절염, 호흡기 질환, 수면무호흡증 등에 걸릴 위험이 높으며, 일부 암의 경우에도 비만한 경우에 걸릴 확률이 증가하게 됩니다. 또한 비만한 남성은 마른 남성에 비해 전립선암에 걸릴 경우 사망률이 약 두 배 증가하는 것으로 보고되고 있습니다. 따라서 식이요법, 운동으로 비만을 조절하는 것이 건강을 유지하는 비결이라 할 수 있습니다.

Q 아버님이 전립선암 수술 예정이셨는데, 어디선가 전립선 수술을 하면 요실금이 생겨 평생 기저귀를 차야 한다는 이야기를 들으시고 수술을 망설이십니다. 사실인가요?

A 최근에 신경 보존 방법과 로봇 수술 등 수술 방법이 발전하여 요실금의 발생률이 크게 개선되었습니다. 그러나 아직도 이러한 합병증을 완전히 예방할 수 있는 방법은 없다고 알려져 있습니다. 수술 후 발생하는 요실금에는 항문을 조였다가 풀어주는 골반 근육 운동(케겔 운동)이 도움이 됩니다. 또한 수분 섭취를 줄이고 카페인 섭취를 줄이는 것도 한 가지 방법입니다. 요실금은 짧게는 3개월에서 6개월까지 지속될 수 있으며, 1년 후에는 90%의 환자에서 요실금이 회복되는 것으로 알려져 있어 충분한 시간을 가지고 기다린다면 좋은 결과를 기대할 수 있습니다. 만약 충분한 시간이 지나도 요실금이 지속된다면 인공괄약근 삽입 등의 수술 치료를 할 수도 있습니다.

Q 전립선염이 전립선비대증이나 전립선암으로 진행하나요?

A 전립선염과 전립선비대증 및 전립선암 간의 연관성은 아직까지 정확하게 밝혀지지 않았습니다. 최근 일부 연구에서 전립선염과 전립선암의 연관성에 대하여 보고하고 있는 것도 사실입니다. 그러나 현재까지는 이러한 연구 결과가 하나의 가능성을 제시하는 정도로 받아들이는 단계이며, 이를 직접적으로 뒷

받침할 만한 근거는 매우 부족한 상태입니다. 따라서 만성전립선염으로 고생하신 분이 암이 생길지도 모른다는 두려움과 스트레스로 고민하실 필요는 없습니다.

Q 전립선암 검사는 몇 살에 하는 것이 좋습니까?

A 전립선암의 종양지표로 이용되는 전립선특이항원(PSA)은 사정 후 정액을 액화시키는 당단백분해제로 일반적으로 4ng/mL 이하가 정상입니다. 전립선특이항원은 현재까지 밝혀진 종양 지표 중 종양을 예측할 수 있는 가장 훌륭한 지표입니다. 전립선특이항원치가 4ng/mL 이상이면 전립선암일 가능성이 25~30%이며, 10ng/mL 이상이면 약 50%로 알려져 있습니다. 이를 근거로 50세 이상의 남자는 기본적으로 매년 1회 측정을 권장하고 있습니다. 그러나 가족력이 있는 경우는 40대부터 검사를 하는 것이 좋습니다.

Q 남편이 전립선암으로 진단되었습니다. 건강한 밥상은 어떻게 차리나요?

A 일반적으로 다른 암과 비슷하다고 생각하면 됩니다. 살짝 익힌 토마토, 호박, 콩(된장, 두부, 청국장), 녹차, 석류즙, 마늘, 적포도주, 신선한 야채와 과일 등은 흔히 구할 수 있는 음식입니다. 비타민A, 비타민E, 셀레늄, 폴리페놀 등도 항산화 효과와 항암 효과가 있는 것으로 보고돼 있습니다. 기름기가 많은 음식은 피하는 것이 좋고, 특히 탄 음식은 삼가는 것이 좋습니다. 무엇보다 예방이 중요합니다.

Q 전립선특이항원 수치가 높으면 무조건 전립선암인가요?

A 전립선특이항원 수치는 암인 경우에도 상승하지만 염증, 전립선비대증, 급성 요폐, 외상 (자전거 타기) 등에 의해서도 상승할 수 있습니다. 전립선특이항원이 상승한 환자의 30%에서 조직검사를 시행한 결과 약 75~80%가 암이 아닌 것으로

보고된 결과도 있습니다. 따라서 수치가 높은 경우에도 의사는 여러 요인을 분석한 후에 판단을 하게 됩니다.

Q 건강검진에서 전립선특이항원 수치가 높다 하여 조직 검사를 했습니다. 결과는 암이 아니라고 판명되었는데 그냥 기다려도 되나요?

A 다른 원인으로 전립선특이항원 수치가 상승한 경우라면 어느 정도 안심할 수도 있습니다. 그러나 1차 조직 검사에서 발견하지 못하는 경우가 더러 있기 때문에, 일반적인 건강검진보다는 자주 혈액 검사를 해보아야 합니다. 여기에서 전립선특이항원 수치가 계속적으로 상승해 있다면 2차 조직 검사를 고려해볼 수 있습니다.

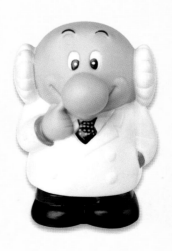

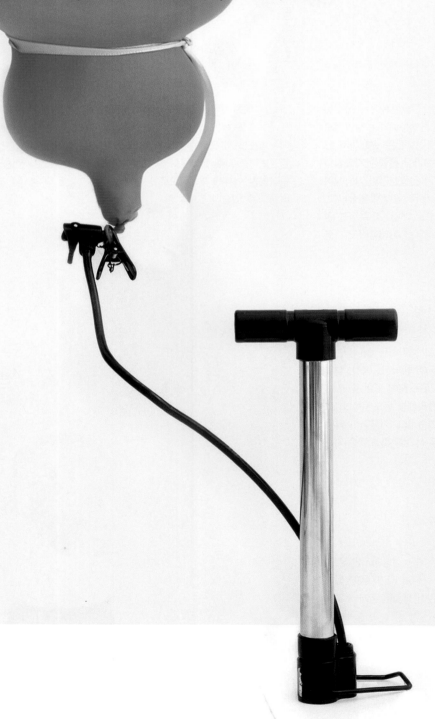

소변이 개운치 않을 때 의심
전립선비대증

전립선비대증은 초기에 잘 치료하면 충분히 정상적인 생활이 가능한 질환이다.
하지만 제때 치료받지 않으면 심각한 합병증이 발생할 수 있다.
전립선비대증의 주요 증상은 어떤 것이 있을까?

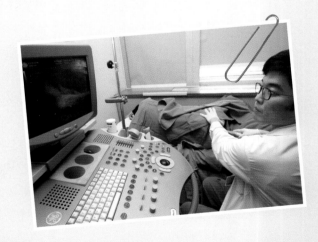

병과 싸워 이긴 사람들의 목소리
전립선비대증

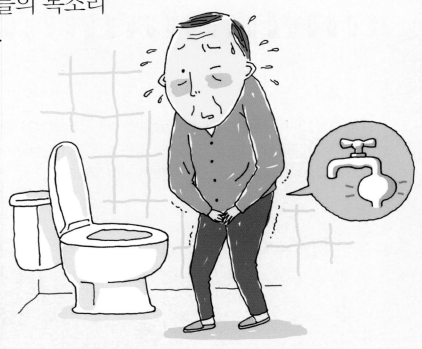

약물 치료로 성공한 경우

지금까지 건강히 지내온 61세 남자입니다. 현재까지 병원이라고는 다녀온 적이 없어 건강 하나만큼은 자부하고 있었습니다. 작년에 자녀들의 권유를 받고 건강검진을 시행하였는데 전립선비대증이라고 판정받았습니다.

사실 5년 정도 전부터 소변줄기가 약해지고 밤에 한 번씩은 꼭 일어나서 소변을 보았는데 나이가 들면 다 그런 것이라 생각하고 대수롭게 여기지 않았습니다. 건강검진 후 비뇨기과 진료를 권유받았는데 가지 않았습니다.

그러던 어느 날 오랜 친구들과 술자리가 있어 거나하게 마시고 집으로 돌아와 곧 잠에 들었습니다. 그런데 이게 무슨 일입니까. 새벽에 아랫배가 아프고 소변이 마려워 일어났는데 소변이 나오지 않았습니다. 아무리 힘을 주어도 나오지 않고 아랫배는 터질 것 같은 느낌이었습니다. 심각한 상황이라 생각돼 119로 전화하여 구급차를 불러 응급실에 달려갔습니다. 태어난 후 이러한 고통은 처음이었습니다. 응급실에 가니 의사 선생님이 긴 소변줄을 넣어줬습니다. 넣는 과정 또한 통증이 심하였으나 소변이 소변줄로 나올 때 정말 살 것 같았습니다.

의사 선생님께 작년 건강검진에서 전립선비대증을 진단받았으나 치료받지 않았다고 하니 전립선 약을 처방해주시면서 3일 후 비뇨기과 외래로 진료를 돌려주셨습니다. 소변줄을 3일 동안 가지고 있다가 3일 후 비뇨기과 외래에서 소변줄을 제거하였습니다. 비뇨기과 선생님은 이전 건강검진 기록을 보시더니 전립선이 정상인의 약 두 배 정도 커져있다고 하시면서 저녁에 자기 전에 복용하는 약물 한 알을 처방해주셨습니다. 제대로 한번 혼쭐이 나서야 정신을 차리고 치료를 받게 되더군요.

그 이후 지금까지 소변 줄기도 강해지고 밤에 소변보러 일어나는 일도 거의 없게 되었습니다. 친구와 공동 화장실에서 소변볼 때 자랑거리도 되더군요. 작은 알약 한 알로 이렇게 행복해질 줄은 미처 몰랐습니다.

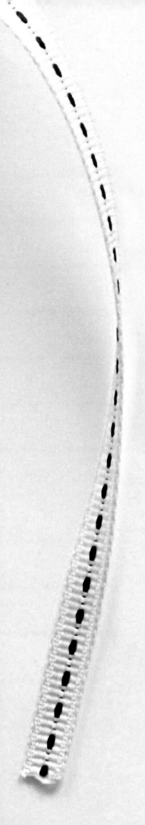

방광 결석이 동반된 경우

저는 63세 남성입니다. 큰 병으로 입원한 적 없이 나름 건강하다고 자부하며 살아왔습니다. 1년 전 자녀들의 권유로 건강검진을 시행하였는데 요즈음 '전립선, 전립선' 하도 말들이 많길래 전립선 검진까지 시행하였습니다. 다른 특별한 문제는 없었고 전립선 암 검사까지 정상으로 나왔습니다. 그런데 전립선 초음파를 시행한 결과 전립선비대증이라고 진단받았습니다. 사실 몇 년전부터 소변줄기가 약해지고 가끔 밤에 한 번쯤 일어나서 소변을 보기도 하였는데 친구들도 다 나이 들면 그렇다고 걱정하지 말라고 하였고 저도 대수롭지 않게 여겼습니다. 건강검진 후 비뇨기과 진료를 한번 받아보라고 얘기를 들었지만 번거로워서 가지 않았습니다. 친구들이 소개시켜준 소팔메토만 먹고 지내왔습니다.

최근에 무리하게 운동을 한 뒤 감기에 걸려 한 3일간 감기약을 먹었습니다. 그런데 그날 밤 새벽에 아랫배가 아프고 소변이 마려워 잠에서 깼습니다. 변기에 서서 소변을 보는데 소변은 찔끔찔끔 나오면서 혈뇨까지 보이는 것입니다. 사실 최근 소변 보는 게 점점 힘들었는데 소변에 피까지 섞여 나오니 너무 걱정되었습니다. 그 길로 가족과 함께 병원 응급실로 바삐 달려갔습니다. 응급실에서 엑스레이 사진을 보시고는 방광 결석이 의심된다고 추가로 복부 CT를 찍자고 하였습니다. 응급실에서 초조한 맘에 기다리다가 CT를 찍었습니다. 복부 CT 상 2cm가량의 방광결석이 보이며 이것은 전립선비대증과 상관이 있다고 하였습니다. 복부 CT 상 잔뇨가 많이 남았다고 소변줄을 끼자고 했습니다. 굵은 소변줄을 넣을 때 '이런 게 과연 들어갈까?' '너무 아프지 않을까?' 걱정했습니다. 의사선생님이 안심시켜주면서 부드럽게 잘 넣어주셔서 너무 다행이었습니다. 소변줄을 넣고 나니 소변이 쭉쭉 빠지는데 얼마나 행복한지….

소변줄을 낀 채로 비뇨기과 외래진료를 받았습니다. 방광결석은 전립선비대가 원인이니 결석 제거뿐만 아니라 원인 치료까지 해야 하니 수술이 불가피하다고 했습니다. 막상 수술을 해야 한다고 들으니 하늘이 무너지는 것 같았지만 어쩔 수 없이 수술을 받았습니다. 수술을 받은 후 노란 사리 같은 결석을 받았습니다. 이런 게 내 몸 안에 있었다니, 적잖이 놀랐습니다. 전립선비대증 수술을 하고 나니 소변줄기도 강해지고 밤에 잠을 깨지 않아 너무 좋았습니다. 전립선비대증이 오래되면 방광 기능도 떨어질 수도 있는데 저는 방광 기능은 남아 있어 다행이라고 하셨습니다. 만약 조금만 더 늦었다면 어떻게 되었을까, 생각만 해도 아찔합니다. 전보다 몸이 가뿐해진 요즘, 정말 수술을 해서 다행이라고 생각합니다. 친구들과 만날 때도 나처럼 고생하지 말고 전립선 검진을 한번 받아보라고 권유하게 됩니다.

가늘어진 오줌발,
늦기 전에 원인 찾아라

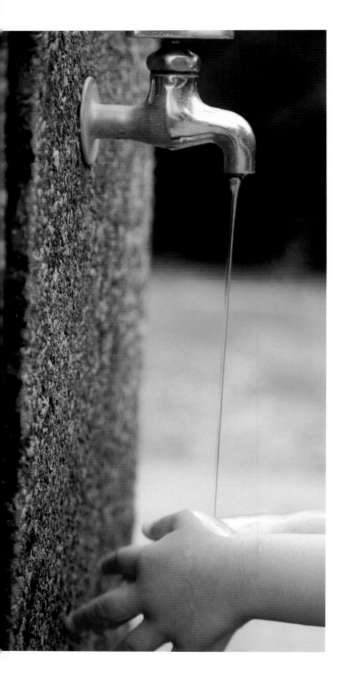

남성들은 간혹 소변볼 때 옆자리에서 자신보다 힘 있고 굵은 오줌발로 소변보는 사람을 보면 은근히 열등감을 느낀다. 남성들은 흔히 정력의 척도를 소변줄기의 세기와 굵기로 평가한다. 정력과 직접 상관관계는 없으나 소변을 시원하게 보는 사람일수록 전립선 질환이 없고 노년에 더 건강하게 생활할 것을 예상해서 나온 이야기로 간단하게 하는 건강측정법이라 할 수 있다.

나이가 들면서 소변줄기가 중간에 끊어지거나 가늘어지는 것은 전립선비대증의 한 증상일 수 있다. 이는 전립선비대증으로 인해 전립선 요도가 좁아져서 생기는 폐색 증상으로 전립선 검사 중 하나인 요속 검사로 객관적으로 측정할 수 있다.

전립선비대증이 의심되면 적절한 검사를 통해 전립선 질환의 정확한 상태를 파악해 진단한다. 중요 진단 검사법은 전립선비대증 증상 점수, 직장수지 검사, 소변 검사, 신장 기능 검사, 전립선특이항원(PSA) 검사, 요속 검사와 잔뇨 측정, 전립선 초음파, 방광요도내시경 등이 있다.

전립선비대증 증상 점수(IPSS)

전립선비대증 증상의 심한 정도를 점수화해서 숫자로 나타내는 설문 조사로, 외래에서 다른 검사를 시행하기 전에 쉽게 작성할 수 있다. 표(14쪽의 자가 진단표 참조)를 보면 증상 정도를 한눈에 알아볼 수 있으며 주로 치료 전후의 점수를 비교해 증상의 개선 정도를 객관적으로 평가할 수 있다.

배뇨일지

배뇨일지는 보통 3일간 작성하는데 3일동안 소변 누는 시간과 양을 기록하여 현재 자신의 배뇨 상태를 알아보는 아주 중요한 검사이다. 이를 통해 하루 총 소변량, 소변 횟수, 야간 배뇨 횟수, 최대 방광 용적, 1회 평균 소변량 등 다양한 배뇨 관련 정보를 알 수 있다. 환자들은 자신의 배뇨 행태를 스스로 알 수 있게 돼 향후 배뇨 습관을 교정할 수 있는 중요한 근거가 될 뿐만 아니라 추후 치료 효과를 판정할 때도 중요한 자료가 된다.

직장수지검사

항문에 검지를 넣어 직장 앞에 위치한 전립선을 만져 전립선의 크기, 경도, 해부학적인 경계를 측정하는 것을 직장수지검사라 한다. 전립선암과의 구별을 위해 결절 유무를 확인하는 검사다.

소변 검사

전립선비대증과 비슷한 증상을 일으키는 요로감염 등을 감별하기 위해 시행하는 검사다. 소변의 산성도, 백혈구, 적혈구, 단백뇨, 당뇨, 비중, 유로 빌리노겐 등을 측정해 염증이 동반되었는지를 판단하고

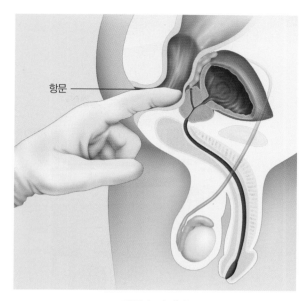

항문

직장수지검사

혈뇨가 발견될 경우 신장암이나 방광암 등의 암 검사를 해 비뇨기계 암을 감별해야 한다. 보통 소변이 나오기 시작하면 처음 부분은 받지 않고, 중간 부분을 약 1/3컵 정도 받은 중간뇨를 채취한다. 요도염이나 전립선염이 의심돼 전립선 마사지 후 소변 검사를 시행할 때는 처음 나오는 소변을 받아야 한다.

신장 기능 검사

전립선비대증이 심한 경우 만성 요폐로 인해 방광과 신장의 기능이 나빠질 수 있어 이를 평가하기 위한 검사다. 혈액 내 크레아티닌이라는 물질을 측정해 신장 기능을 쉽게 평가할 수 있다.

전립선특이항원(PSA) 검사

이 검사는 전립선비대증과 전립선암을 감별하기 위해 매우 중요한 검사다. 전립선특이항원(PSA)이란 전립선에서 분비되는 단백질의 일종으로 전립선암이 있을 때 혈액 내 수치가 높아진다.

일반적으로 혈중 수치가 4ng/mL 이상이면 전립선암의 가능성이 있다고 판단하며 전립선 조직 검사를 시행하는 것이 좋다. 그러나 PSA는 전립선암뿐만 아니라 전립선염이나 전립선비대증에서도 상승할 수 있어 환자의 임상적 상황을 고려해야 한다.

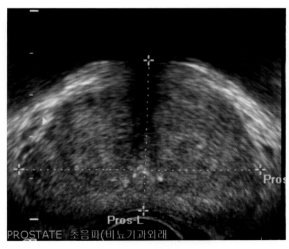

PROSTATE 초음파(비뇨기과외래)

초음파를 이용하여 상하, 좌우, 앞뒤를 측정하여 전립선의 용적을 산출한다.

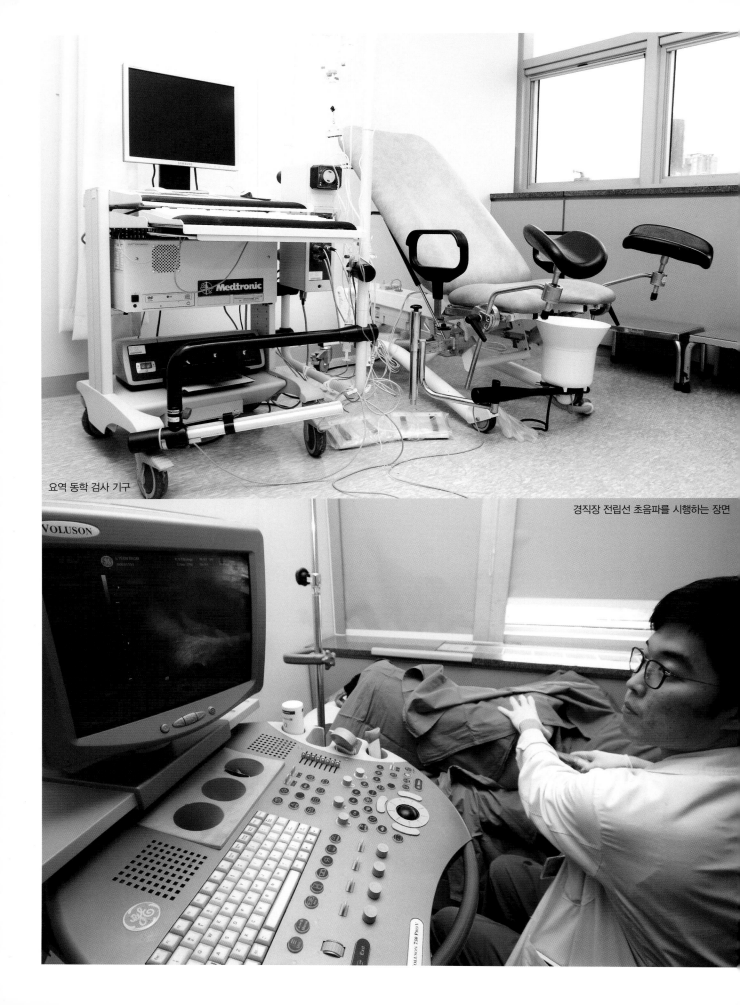

요역 동학 검사 기구

경직장 전립선 초음파를 시행하는 장면

최근에 전립선특이항원 검사를 시행하는 건강검진의 영향으로 조기에 전립선암을 발견하는 사례가 많아지고 있다. 조기에 전립선암을 발견하여 완치율을 높일 수 있어 매우 유용한 검사로 평가된다.

요속 검사(uroflowmetry)

전립선비대증에 의한 폐색 정도를 객관적으로 평가할 수 있는 간편한 검사로 컴퓨터와 연결된 변기에 소변을 보면 단위 시간당 나오는 소변의 양을 그래프로 나타낸다. 최대요속뿐 아니라 그래프의 모양을 보고 배뇨 증상의 원인을 추정할 수 있도록 하는 검사다. 정확한 검사를 위해 배뇨 시 약 150cc 이상 소변을 봐야 의미 있는 결과를 나타낼 수 있으므로 서너 시간 전부터 소변을 참고 기다린 후 검사한다. 소변량이 너무 적거나 소변을 너무 오래 참은 경우에는 검사가 부정확하게 나올 수 있다는 점을 염두에 둔다. 경우에 따라 요역동학 검사도 한다.

잔뇨 검사

배뇨 후 즉시 방광에 남아 있는 소변의 양을 측정하는 검사다. 정상적으로는 소변을 본 후 잔뇨가 없어야 하지만, 전립선비대증이 심하거나 방광의 기능에 문제가 있으면 방광에 소변이 남는다. 잔뇨가 많다는 것은 이미 방광 기능이 손상되었다는 의미로 중한 합병증이 생길 위험도 높아 적극적인 치료가 필요하다.

경직장 전립선 초음파 검사

전립선 초음파 검사는 전립선의 크기, 요도 주위에 비대된 조직의 크기와 모양, 동반된 결석이나 석회화 유무, 전립선 주위 정맥의 확장 정도 및 전립선암의 유무 등에 대한 중요한 정보를 제공하는 검사이다. 특히 전립선 질환의 정확한 진단과 치료 과정에서 매우 중요한 검사이다.

방광 요도 내시경 검사

방광 요도 내시경 검사를 시행하면 방광과 전립선의 일반적인 모습에 대한 정보를 얻을 수 있다. 전립선 조직의 크기와 길이, 절제될 전립선의 크기, 요도 협착의 유무, 전립선 요도의 막힘 여부를 알 수 있다.

또 방광의 기둥이나 주머니 형성 등 방광의 이차적 변화를 관찰할 수 있으며, 혈뇨가 있거나 방광암이 의심되는 경우에 반드시 시행해야 한다. 방광암의 한 종류인 방광상피내암은 전립선비대증과 비슷한 증상을 나타내며 내시경 검사와 조직 검사를 통해 감별·진단할 수 있다. Ⓜ

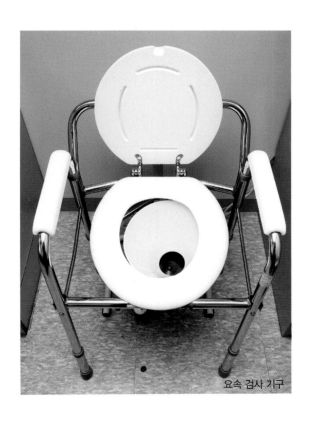

요속 검사 기구

초기에 잘 치료하면 정상적인 생활 가능

"옛날에는 오줌발이 시원하고 소변기에 있는 나프탈렌을 시원하게 두드렸는데 이젠 잘 나오지도 않고 발등에 떨어진다."

"밤에 오줌이 마려워 서너 번은 깨야 하지만 실제로 변기 앞에 서면 오줌이 시원하게 나오지 않는다."

전립선비대증 환자들은 이렇게 불만을 토로하는 경우가 많다.

전립선비대증에 나타나는 증상

전립선비대증이 있는 사람에게서 흔히 볼 수 있는 증상들은 다음과 같다. 오줌 누는 횟수가 증가하고(빈뇨), 잠자는 동안 한 번 이상 소변을 보기 위해 일어나며(야간뇨), 소변이 마려우면 참지 못하고 오줌이 곧 나올 것 같으면서(급박뇨), 실제로는 잘 나오지 않고 다 눌 때까지 시간이 걸리며(배뇨 지연), 전에 비해 오줌 줄기가 가늘고(세뇨), 힘이 드는 증상이 전립선비대에 따른 증상들이다.

흔히 나이가 들면서 이 같은 증상들이 나타나 '늙어서 그렇지…' 라며 그냥 넘기는 경우가 있다. 노화로 인한 자연스러운 현상으로 여기는 것은 옳지 않고, 단순한 노화 현상과 구분되는 '질병'의 영역에 해당한다. 전립선비대증 증상은 장년, 노년 생활에 많은 불편을 줄 수 있어 적극적 치료가 필요하며, 치료 효과는 좋은 편이다.

전립선은 방광 바로 아래 위치하며 요도를 둘러싸는 호두알만한 조직으로 정액의 일부를 생산, 분비

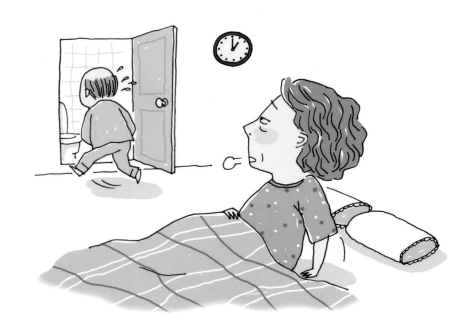

하는 기능을 하는 남성에게만 존재하는 기관이다. 나이 들면서 전립선이 점점 커져 요도를 압박하면 상대적으로 요도가 좁아진다. 이때 소변 줄기가 가늘어지고, 또 방광이 자극되어 배뇨 장애 증상을 나타낸다. 전립선비대증이 점차 진행되어 더 심해지면 지속적인 폐색에 의해 결국 전혀 소변을 볼 수 없는 '요폐' 상태가 되고, 방광 자체가 손상돼 기능 회복이 불가능해질 수도 있다.

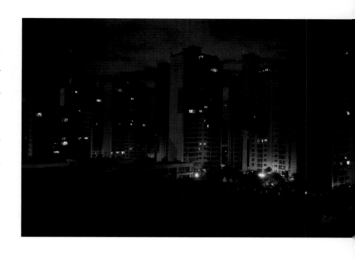

남성호르몬 DHT와 연관돼

전립선비대증의 원인은 아직까지 분명하지 않으나 확실한 것은 나이에 따른 변화이며 남성호르몬, 특히 디하이드로테스토스테론(DHT)과 관련이 있다. 혈중 남성호르몬인 테스토스테론은 전립선 세포에 유입되어 DHT로 전환된다. DHT는 전립선에 작용할 때 테스토스테론의 약 다섯 배에 해당하며, 전립선내 농도는 테스토스테론의 약 두 배 정도다. 그러므로 전립선에서 DHT의 역할은 테스토스테론의 약 열 배에 해당한다. 전립선에서 DHT는 전립선 상피와 기질 세포에 존재하는 남성호르몬 수용체에 결합해 성장인자를 분비시켜 전립선 성장을 유도한다. 평상시는 이 과정을 통해 세포가 증식되고 세포 사멸(apoptosis) 기전을 통해 세포가 죽음으로써 균형을 유지한다. 그러나 이러한 증식과 세포 사망 사이에 균형이 깨지면 전립선 세포의 과증식과 세포 자멸사 기전에 장애가 와서 비정상적으로 세포가 증식돼 전립선비대증이 발생한다.

대수롭지 않게 여기지 말고 치료하라

전립선비대증은 일반적으로 40대 말에서 50대 초에 주로 발생을 시작하고, 60대에는 약 60%, 70대에는 약 70% 전립선비대증이 발생된다. 결국 나이가 들면서 전립선이 비대해지는 것을 당연한 증상으로 볼 수 있으나 '노화'가 아닌 '남성호르몬'의 영향을 받는 것이다. 적절한 치료를 통해 증상의 호전을 기대할 수 있으며, 이로 인해 삶의 질을 개선할 수 있다.

나이가 든다고 모두 전립선비대증이 생기는 것은 아니다. 일부는 정상 크기에서 더 이상 자라지 않기도 하고, 드물게는 전립선이 줄어드는 사람도 있다. 이유는 유전적인 원인에 의한 것이다. 이런 경우 배뇨 장애는 전립선의 이상보다 방광 기능 이상이나 요도협착 전립선염 등의 질환을 의심해볼 수 있다.

전립선비대증은 초기에 잘 치료하면 충분히 정상적인 생활이 가능할 수 있는 질환이다. 그러나 나이가 들어 당연히 발생하는 증상이니 대수롭지 않게 생각하거나 비뇨기과를 방문하여 상담하는 것이 부끄러워 병원 방문을 지연시키다보면 결국 요폐, 요로감염, 방광 기능 상실 및 이로 인한 신장 기능 장애 등의 치명적인 합병증이 발생할 수 있다. 그러므로 전립선비대 증상이 나타나면 주저 말고 병원을 방문하여 정확한 진단을 하고 그에 맞는 치료를 시작하는 것이 좋다. **M**

전립선비대증, 약물 치료 효과적

전립선비대증은 이제 중년 이후 남성들이 접하는 가장 흔한 질환 중 하나가 되었다. 많은 남성들의 전립선에 관한 관심도 높아졌는데, 전립선 질환에서 가장 흔한 질환이 전립선비대증이다. 과거에는 전립선이 커서 문제가 발생된다며 전립선절제술이 치료의 근간이 되었다. 그러나 배뇨 장애는 전립선만의 문제가 아니다.

배뇨 장애를 고려할 때 전립선, 방광, 요도 등의 배뇨 관련 장기에 대한 통합적인 이해가 필요하고 배뇨 관련 신경의 이상 여부도 확인해야 한다. 수술해야 하는 환자와 약물 치료를 해야 하는 환자를 결정하고 치료해야 합병증이 없고, 증상 개선도 기대할 수 있다.

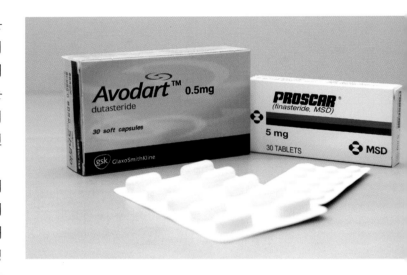

전립선비대증을 유발하는 폐색 증상, 자극 증상

전립선비대증이 생기는 원인은 크게 두 가지로 요약된다. 전립선의 위치는 요도를 둘러싸고 있기 때문에 전립선이 커지거나 요도가 압박이 되며 생기는 폐색 증상과 방광 입구를 자극하는 자극 증상이다.

전립선비대증의 증상	
폐색 증상	**자극 증상**
오줌발이 약하다	소변이 자주 마렵다
줄기가 끊어진다	소변이 급하고 때로는 실수를 한다
용을 써서 소변을 본다	밤에 자다 깨서 소변을 본다
소변본 후 방울방울 흘러 팬티를 적신다	
소변이 막혀서 나오지 않는다	

전립선비대증의 약물 치료는 폐색 증상을 줄이는 약물과 자극 증상을 줄이는 약물로 구분된다.

대기요법 전립선비대증은 서서히 진행되는 질환으로 초기에 증상이 경미한 경우에는 약물 치료나 수술 치료 등의 적극적 치료보다 정기적인 검진을 하고 기다리는 대기요법도 중요하다.

폐색 증상을 줄이는 약물

>> 5알파환원효소억제제

전립선비대증의 발생과정에는 남성호르몬의 역할이 중요하고, 그중 디하이드로테스토스테론(DHT)가 가장 중심적인 역할을 한다. 전립선 내 DHT를 억제해 전립선 크기를 줄이는 약물이 있다. 현재 시판되는 약물은 '피나스테리드(프로스카)'와 '두타스테리드(아보다트)'로서 효과는 비슷하다. 요즘 국내 제약회사에서 제네릭(Generic) 약이 많이 출시돼 있다.

효과는 천천히 나타나 대개 1~3개월 정도 지나야 효과를 알 수 있다. 약 6개월 정도 복용하면 전립선 크기를 15~25% 정도 감소시킬 수 있다. 그러나 복용을 중단하면 전립선이 다시 자라나 일정시간이 지나면 제자리로 돌아오기 때문에 장기적인 복용이 필요하다. 4년 장기복용 연구에서는 요폐 방지와 수술 방지에 탁월한 효과가 있다고 보고되어 있다.

성욕 감퇴와 발기부전 등 성관련 부작용이 드물게 나타날 수 있으며, 남성 탈모가 있는 사람은 머리카락이 나는 이로운 부작용도 있다. 어떤 이는 전립선비대증과 대머리를 동시에 치료할 목적으로 이 약물을 장기복용하는 경우도 있다.

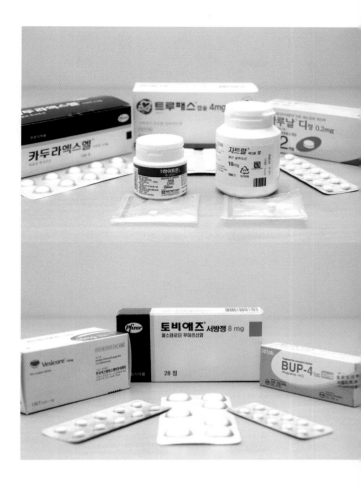

>> 알파차단제

요도를 압박해 소변이 잘나오지 않게 하는 주된 신경은 알파교감신경으로 주로 전립선 요도에 분포한다. 전립선이 크지 않더라도 알파신경이 자극되면 소변을 보기가 힘들어진다. 이를 억제하는 약물이 알파차단제이다. 효과가 급속히 나타나 빠른 증상 완화에 효과적이다.

복용 후 2~3일 내에 증상이 30~50% 정도 좋아진다. 5알파환원효소억제제와 달리 효과가 빠른 반면, 지속성은 떨어져 투약을 중지하면 바로 증상이 악화되는 단점이 있다. 현재 시판되는 약제는 하루날-D, 자트랄, 하이트린, 카두라, 트루패스 등이 있고, 전립선비대증 치료 효과는 비슷하게 우수하다.

이들 약제 역시 저렴한 국산 제네릭 약이 출시되어 있다. 고혈압 약을 복용하는 환자들은 약물 치료를 시작하기 전에 의사와 상담하는 것이 좋다.

자극 증상을 줄이는 약물

>> 항콜린제

자극 증상은 주로 방광 기능의 장애로 발생하는 것으로 배뇨근이 과민해 소변이 조금만 차도 마려운 상태가 되어 나타나는 증상이다. 이는 방광 수축에 관여하는 부교감신경이 너무 과민하여 생기므로 약물 치료는 부교감신경을 억제하는 항콜린제 약물을 사용한다.

시판되는 약물로는 데트루시톨, 비유피-4, 베시케어, 토비애즈 등이 있다. 약리 작용은 약간씩 차이

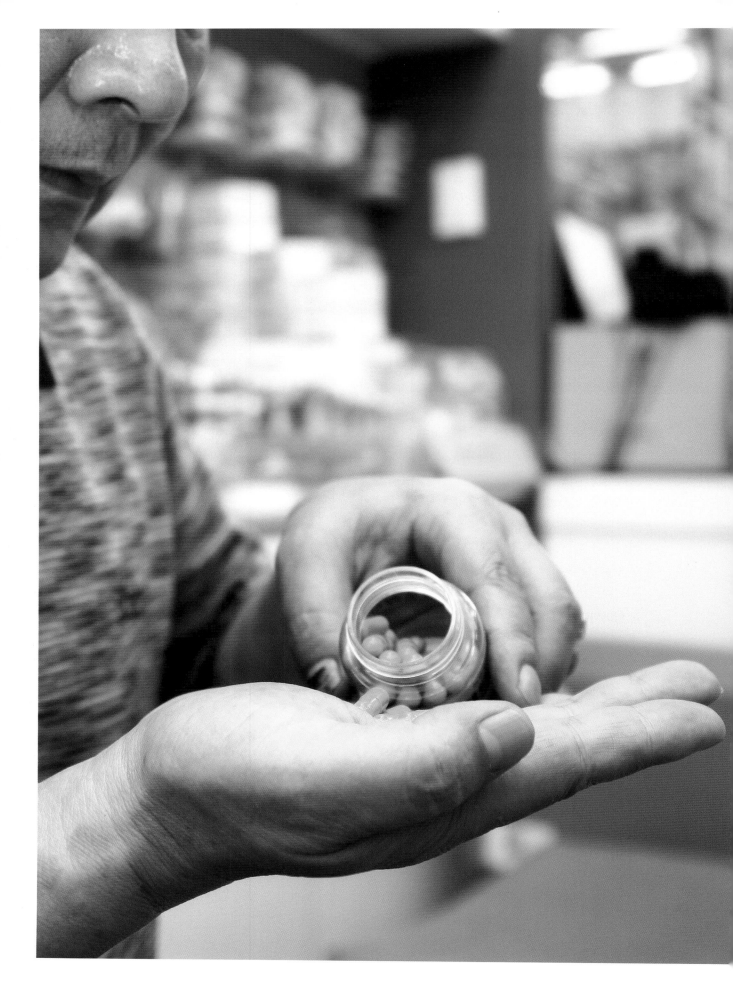

는 있지만 효과는 비슷하다. 이들 약제의 부작용으로 입마름증과 배뇨 곤란이 있으며, 배뇨 곤란이 심하면 드물게 요폐가 생길 수도 있다. 입마름증은 침샘을 닫아 침이 나오지 않게 해 입마름이 생기는 것이다. 입마름은 정도의 차이는 있으나 대부분 나타나며 입마름이 심해 약물을 투여하지 못하는 경우는 흔하지 않다. 요폐색 증상이 심하거나 잔뇨가 많은 사람은 투여를 중단해야 한다. 감기약 복용 후 배뇨 곤란이나 요폐가 발생하는 경우도 있다. 따라서 전립선비대증이 있는 환자는 감기약 복용 시 주의를 요한다.

그 외 약물

>> 야간 소변 생성 억제제

배뇨 증상 중 가장 불편한 증상의 하나가 잦은 야간뇨다. 자다가 일어나서 화장실에 가는 것을 야간뇨라고 하는데 2회 이상이면 치료를 요한다. 잦은 야간뇨의 원인은 야간다뇨(야간에 소변 생성량이 많은 경우)와 과민성 방광이다.
정상인은 수면 중에 소변 생성을 억제하는 호르몬이 분비되어 소변 생성이 적다. 그래야 6~8시간 동안 숙면을 취할 수 있다. 이 호르몬의 분비에 문제가 발생하면 야간에 소변 생성이 많아져 야간다뇨가 발생한다. 야간다뇨는 야간 소변 생성을 억제하는 미니린이라는 약물을 투여하면 효과적이다. 부작용으로 체내 전해질 장애가 올 수 있으므로 투약 후 혈액 채취를 통해 전해질 장애 발생 여부를 확인한다.

>> 항우울제

잦은 야간뇨는 수면 장애와 동반된 경우가 많다. 깊은 잠이 들지 못해 습관적으로 일어나 화장실에 가는 경우도 있으므로 이럴 때 수면제나 항우울제를 투여하면 효과적이다.

약물 치료의 원칙

전립선비대증 환자 중에서 전립선이 비정상적으로 커졌거나 증상이 심한 경우에는 5알파환원효소, 알파차단제를 동시에 투여하는 것이 효과적이다.
자극 증상이 심하면 항콜린제를 같이 투여할 수도 있다. 약물 투여 기간은 정해져 있지 않지만 전립선비대증이 진행성 질환이므로 고혈압이나 당뇨병같이 평생 투약이 필요할 수도 있다. M

전립선비대증의 근본적인 치료, 수술

전립선비대증 치료는 비대증의 정도에 따라 달라진다. 전립선비대가 매우 심해 요폐가 자주 재발하거나 요폐색 증상이 심한 사람은 약물 치료보다 수술 치료가 도움이 된다.

수술적 치료가 필요한 절대 적응증의 경우는 요폐, 심한 혈뇨, 방광결석 등의 합병증 발생, 신장 기능 장애 등이다.

수술 치료 방법

>> 경요도 전립선절제술

가장 많이 시술되고 있고 현재까지 가장 효과적인 수술법으로 인정된다. 방광내시경을 통해 비대된 전립선 조직을 절제하는 수술법이다. 수혈이 필요한 출혈이나 괄약근 손상에 의한 요실금 등의 합병증이 올 수 있으나 빈도는 1% 내외다. 그 외 역행성 사정(사정액이 요도로 나오지 않고 방광으로 사정되어 소변에 섞여 나오는 현상)이 올 수 있다.

>> 경요도 전립선 절개술

위의 방법과 유사한 방법으로 전립선을 제거하는 수술이 아니고, 방광과 전립선에 깊은 절개를 가하여 요 배출을 원활히 하는 수술이다. 흔하게 시행되지는 않지만 방광경부협착 등이 있을 때 시행되는 수술법이다.

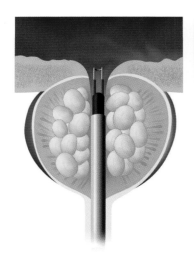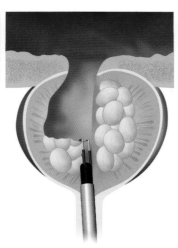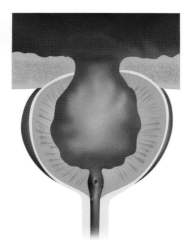

경요도 전립선절제술

>> 개복 전립선절제술

전립선이 매우 커서 내시경 수술이 불가능하거나 방광결석이 동반된 경우에는 개복 수술을 시행한다. 비대된 전립선을 모두 제거하는 수술이므로 효과 면에서 가장 우수하다. 그러나 가장 침습적인 방법이므로 절대적인 적응증이 아닌 경우 흔히 시행되지 않는다.

최소 침습적 치료법

최소 침습적 치료법은 비교적 덜 침습적이면서 효과는 위에 언급된 수술 치료법과 비슷한 효과를 내기 위해 시도되는 시술법이다. 일반적으로 조직에 열을 가하여 조직에 변성을 일으켜 괴사를 유발하는 방법과 전립선에 더욱 높은 고열을 가해 조직을 기화(태우는 것)시키는 방법이 있다. 전립선 조직은 45~50℃ 이상의 열이 가해져야 괴사가 시작되므로 열 치료는 60~100℃의 열을 발생시키는 장치를 사용해야 한다.

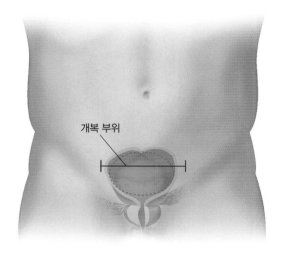

개복 부위

>> 레이저 전립선절제술
가. KTP 레이저

이 기계는 광선택적 KTP 레이저를 이용하며 레이저의 물리적 성질을 전립선수술에 적합하도록 개선해 요즘 개원가뿐 아니라 대학병원에서도 많이 시행하고 있는 시술법이다. 레이저 수술법의 장점은 출혈이 적고 국소 마취로 수술이 가능한 점인데 실제로 척추 마취를 하지 않고 시술할 때 통증에 대한 부담이 있다. 적당한 크기, 보통 50~60cc 미만의 전립선비대증에서 시행될 수 있으며 비교적 효과적이다. 경요도 전립선절제술과 유사한 효과가 있다고 하나 아직까지 장기 효과가 없어 경과를 지켜봐야 한다. 최근에는 기존의 80W KTP보다 기화 효율이 더 향상된 120W HPS가 보급되어 사용되고 있다. 출혈이 적고 국소 마취로 수술이 가능하여 다른 질병을 동반한 환자나 항응고제를 사용 중인 환자

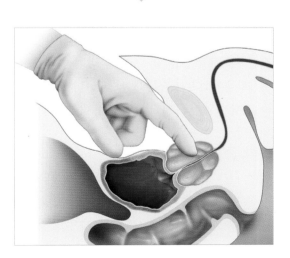

개복 전립선절제술

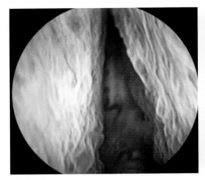
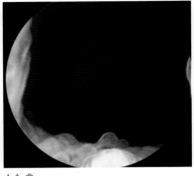
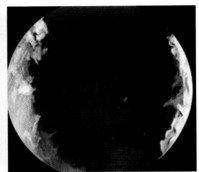

수술 전   수술 후

레이저 전립선절제술

에서도 비교적 안전한 것으로 보고되고 있다. 보통 중등도 이하 크기의 전립선비대증에서 시행될 수 있으며, 전립선 크기가 큰 환자에서는 재수술이 필요할 수도 있다.

나. 레이저 기화술

전립선에 직접 접촉하여 접촉면을 기화시키는 방법으로 초기에 많이 시도되었다가 치료 효과가 기대에 못 미쳐 현재는 많이 이용하지 않고 있다.

다. 홀뮴 레이저 전립선절제술

홀뮴 레이저 전립선절제술은 정상 전립선 조직과 비대된 전립선 조직 사이를 레이저로 분리하여 비대된 전립선 부분을 방광으로 밀어 넣은 후, 그 조직을 잘게 갈아 배출시키는 방법이다. 이전까지는 비대된 전립선을 모두 제거할 수 있는 방법이 개복 전립선절제술뿐이었지만 홀뮴레이저 전립선절제술을 시행하면 개복 없이도 커진 전립선을 내시경적으로 모두 제거할 수 있다.

수술 중 출혈이 적고, 회복 기간이 짧으며, 전립선 크기가 큰 환자에서도 시행할 수 있어 개복 전립선절제술을 대체할 수 있는 수술로 각광받고 있다. 홀뮴레이저는 요로 결석 수술에도 사용할 수 있어 요로결석을 동반한 전립선비대증 환자의 경우 동시에 수술 시행도 가능하다.

>> 요도침소작술(TUNA)

전립선에 열이 발생되는 침을 꽂아 전립선의 괴사를 유발해 전립선을 제거하는 시술법이다. 국소 마취로 간단히 시술할 수 있으나 전립선이 큰 경우 효과가 적고 시술 직후 부종으로 요폐가 발생할 수 있다. ■

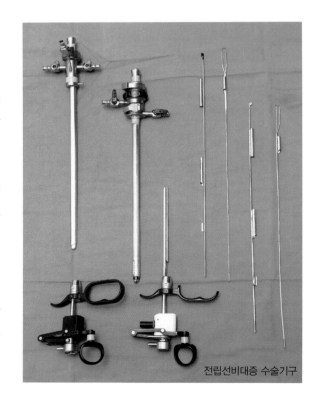

전립선비대증 수술기구

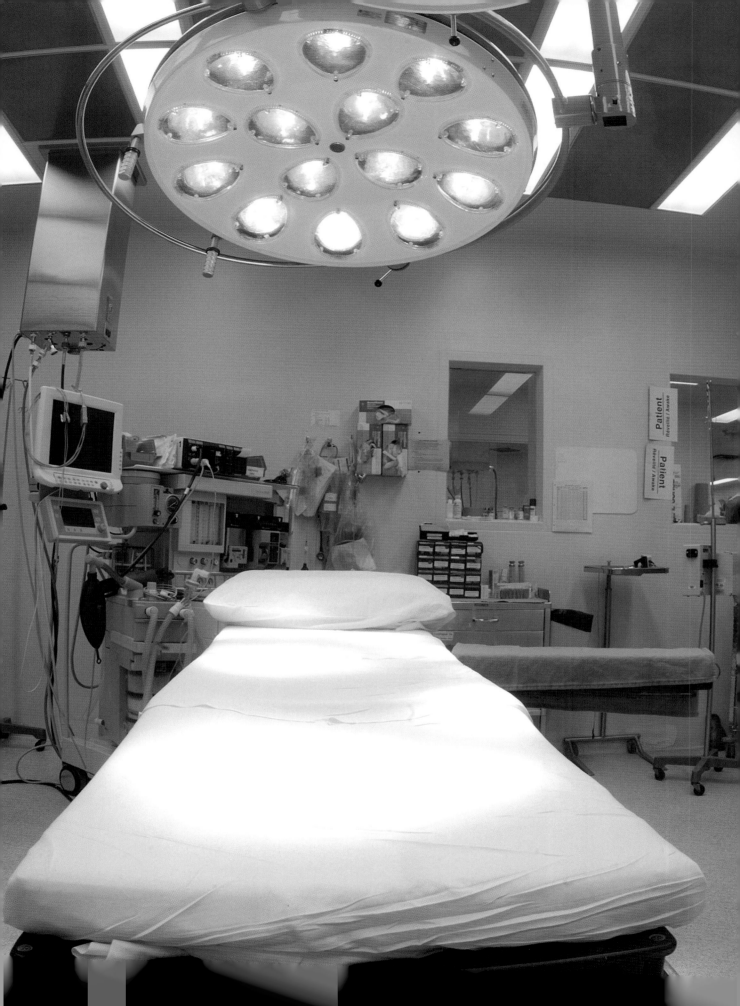

소변 개운치 않으면
모두 전립선비대증?

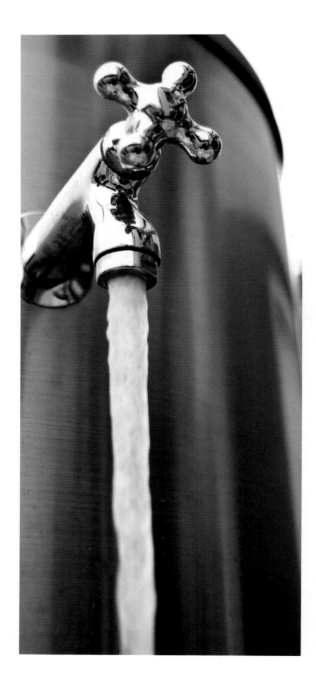

소변이 가늘어지고 개운치 않으면 전립선비대증을 먼저 고려해야겠지만, 그 외 다른 질환에서도 발생할 수 있다. 요도협착, 전립선암, 특이 약물복용, 파킨슨병, 다발성경화증, 신경인성방광, 방광염, 요도결석, 방광결석이나 종양, 과민성방광, 간질성방광염, 만성전립선염, 만성골반동통증후군의 경우에도 유사한 증상이 나타날 수 있다.

요도협착, 요폐를 일으키는 원인들

요도협착은 염증이나 외상으로 인해 요도가 좁아지는 질환으로 소변줄기가 약해지고 소변을 자주 본다. 전립선암은 전립선비대증과 유사한 배뇨 증상이 나타나 50세 이후 남성은 반드시 1년에 한 번씩 전립선특이항원(PSA) 검사를 받아야 한다. 방광에 결석이 있거나 종양이 있는 경우, 특히 방광 입구에 위치한다면 소변이 가늘어지거나 요폐(尿閉)가 발생할 수 있다. 항콜린제, 평활근이완제, 칼슘통로차단제, 항파킨슨제제, 알파아드레날린작용제, 항히스타민제, 삼환계항우울제 등의 약물복용으로 인해 요폐나 소변이 가늘어질 수 있다.

신경인성방광은 방광과 요도괄약근을 지배하는 중추신경과 말초신경의 손상이나 질환으로 초래되는 배뇨기능 장애질환이다. 따라서 전립선비대증과 구별돼야 한다. 신경인성방광은 척수손상, 뇌졸중, 파킨슨병, 다발성경화증, 당뇨병과 그 외 많은 신경계 질환 환자에게 발생해 척수와 방광의 신경계에 영향을 미친다. 그로 인해 소변이 가늘어지거나 요폐,

다양한 배뇨 증상을 야기할 수 있다.

방광암 · 과민성방광과 혼동하기 쉬워

과민성방광은 증상을 토대로 진단하는데 절박성요실금의 유무와 관계없이 빈뇨, 요절박 증상을 보인다. 이러한 증상을 일으킬 만한 국소 병리적 요인이 되는 방광종양, 요로감염, 결석, 간질성 방광염 등이 없는 경우 과민성방광이다. 또 이런 증상을 야기하는 신경학적 질환이 있을 수도 있고 없을 수도 있다. 특히 남성의 과민성방광 유병률은 여성과 비슷해 전립선비대증과 관련하여 많이 발생된다.

간질성방광염은 중년 여성에서 주로 발생하나 남성도 약 10~20% 발생할 수 있다. 빈뇨, 요절박, 야간뇨가 흔하며, 치골상부나 골반부위의 동통이 나타난다. 동통은 배뇨 후 사라진다.

만성전립선염이나 만성골반통증증후군은 세균 배양에서 세균이 검출되지 않고, 소변이 사정관을 통해 전립선내로 역류하거나, 골반근육의 긴장과 외요도 괄약근의 긴장, 기타 심인성으로 발생된다. 그로 인해 회음부 통증이나 다양한 전립선 증상과 배뇨 증상이 생길 수 있다. **M**

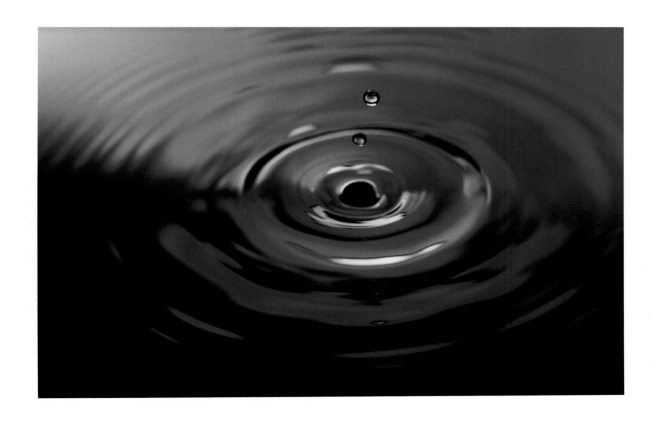

전립선비대증

Q 전립선비대증이란 어떤 병이고 왜 자꾸 커집니까?

A 남자는 나이가 들면서 전립선의 크기가 자꾸 커지게 되는데 이를 가리켜 의학적으로 '전립선비대증'이라고 합니다. 전립선이 커지면 요도를 압박하게 되므로 소변이 나오기 힘들게 됩니다. 따라서 자주 화장실을 가게 되고, 누어도 시원하지 않고, 야간 수면 중에 배뇨감으로 여러 번 일어나서 소변을 보기 때문에 수면 부족을 유발할 수 있으며, 더욱 심해지면 방광은 수축력을 잃게 되고 이러한 상태가 되면 어떠한 치료를 하더라도 정상적으로 소변을 보기가 어렵게 됩니다. 전립선비대증은 계속 진행되는 신체적 상태이므로 완치라기보다는 지속적인 배뇨 상태의 관리가 필요한 질환입니다. 따라서 치료의 목표도 삶의 질적인 향상에 두어야 합니다.

Q 전립선비대증이 심해지면 전립선암이 되나요?

A 그렇지 않습니다. 전립선비대증은 나이가 들면서 호르몬 균형의 변화와 그에 따른 신경계 변화로 발생하는 질병으로 전립선암과는 다른 질병입니다. 단순히 전립선이 크다고 전립선암이 발생하는 것은 아닙니다. 다시 말해 전립선비대증과 전립선암은 전혀 다른 질환으로 아무리 전립선이 크다고 해도 전립선비대증이 전립선암으로 변하는 것은 아닙니다. 단, 전립선암의 증상이 전립선비대증의 증상과 다르지 않고 증상이 없는 경우도 많습니다. 전립선비대증과 전립선암이 함께 존재하는 경우도 많아 50세 이상 남성이라면 1년에 한 번 정도 전립선암 검진을 받는 것이 좋습니다. 최근 우리나라도 식생활이 서구화되고 평균 수명이 증가하면서 전립선암 발생도 빠르게 증가하고 있는 추세입니다.

Q 젊은 사람도 전립선비대증이 걸리나요?

A 전립선은 남자에게만 있습니다. 따라서 전립선비대증은 남자에게만 발생하며, 그 원인은 아직 명확하지 않으나 나이가 들면서 호르몬의 변화와 신경계의 변화로 발생하는 질환으로 알려져 있습니다. 보통 나이가 들면서 그 빈도가 증가하고 40세 이후에 흔히 발생하는 것으로 알려져 있습니다. 40대 남성의 40%, 60대 남성의 60%, 80대 남성의 80%가 전립선비대증 환자로 알려져 있습니다. 40세 이하 남성에서 배뇨 증상을 호소하는 경우는 전립선비대증보다 만성전립선염과 같은 다른 전립선 질환이나 방광에 문제가 있는 경우가 더 많습니다.

Q 전립선비대증을 치료하지 않으면 어떻게 되나요?

A 전립선비대증을 치료하지 않고 방치하면 소변을 보기가 점차 어려워지고, 심하면 소변이 마려워도 소변을 보지 못해 소변줄을 끼워야 하는 경우가 발생합니다. 나중에는 방광 기능이 완전히 손상되어 전립선을 치료해도 소변을 보지 못하고 평생 소변줄을 끼우고 생활하는 경우도 발생됩니다. 또한 심한 경우는 신장 기능이 손상을 받고 방광결석, 요로감염 등의 합병증이 발생합니다. 전립선비대증의 치료 방법은 크게 약물 치료와 수술적 치료법이 있으며, 치료를 받으면 위와 같은 위험에서 자유로워질 수 있습니다.

Q 전립선비대증의 치료는?

A 전립선비대증의 치료는 전립선 크기를 줄이거나 요도에 대한 압박을 완화시키는 것입니다. 증상이 별로 없는 경우는 치료를 하지 않고 주의 관찰만 하는 '대기요법'을 시도하는 수도 있습니다. 치료 방법이 매우 다양하기 때문에 환자의 상태(전립선, 방광 상태, 증상 정도, 나이 등)와 선호도에 따라 결정을 하게 됩니다. 전립선비대증은 장기적인 관리를 필요로 하는 질환입니다. 따라서 약물이든지, 수술이든지 환자의 상태 변화에 따라 가장 적절한 방법을 택하는 것이 중요합니다. 치료로는 약물 요법을 사용하거나 외과적 적출술을 시행합니다. 하지만 전립선비대증이 있다고 해서 반드시 치료가 필요한 것은 아니므로 환자가 이로 인하여 얼마나 불편을 느끼며 고통을 받느냐가 우선적인 치료의 적용 기준이 되는 것입니다.

Q 전립선비대증 수술 후에 발기부전이 올 수도 있나요?

A 전립선비대증의 정도에 따라 적합한 수술 방법을 정하게 되는데, 내시경을 보면서 커진 전립선을 전기로 긁어내는 '경요도 전립선절제술'이 현재까지 가장 보편적인 수술 방법입니다. 수술 과정에서 전립선 부위에 출혈이 많아 지혈이 필요합니다. 이때 전기로 출혈 부분의 혈관을 지져서 지혈하는 과정에서 발기 신경에 영향을 주어 발기력 약화나 발기부전이 발생될 수도 있지만 드문 편입니다.

Q 전립선비대증 수술 후 요실금이 생기나요?

A 모든 전립선 수술 후에는 그동안 막혀 있던 부분이 없어지면서 소변보기가 시원해지는 반면, 소변의 자제가 잘 안되어 소변이 흐르는 요실금 증상이 일시적으로 나타날 수 있습니다. 이 같은 요실금은 항문을 조였다가 풀었다가 하는 일명 '케켈 운동'으로 이른 시일 내에 호전될 수 있습니다.
지속적으로 요실금이 나타난다면, 방광 기능의 문제로 볼 수 있습니다. 전립선비대증을 오래 앓다보면 방광 기능이 나빠져 방광이 스스로 아무 때나 수축하는 과민성 방광이 생길 수도 있습니다. 방광 수축 과정에서 소변이 샐 수 있는데 이때 방광 근육을 안정시키는 약을 복용해 증상을 좋게 할 수 있습니다.

Q 전립선비대증에 대해 일상생활에서 도움이 될 것은?

A 먼저 절도 있는 일상생활이 중요합니다. 즉 과도한 음주와 성생활, 피로, 자극적인 음식 등은 전립선의 충혈과 부종 등을 야기함으로써 전립선비대증의 증상을 악화시킬 수 있으므로 이를 피해야 합니다. 또한 오랜 운전 등으로 소변을 오랫동안 참게 되면 방광이 필요 이상으로 늘어나 배뇨 기능이 약화되기 때문에 주의해야 합니다. 따뜻한 물로 온욕을 하는 것은 말초순환 개선에 좋습니다. 저녁에는 커피, 알코올 음료 등을 마시지 않도록 합니다.

Q 전립선비대증을 예방할 수 있는 방법이 있는지 궁금합니다.

A 전립선이란 나이가 들면서 커지게 되어 40~50대에 증상을 나타내게 되는 경우가 대부분입니다. 특별한 예방 방법은 없다고 봅니다.

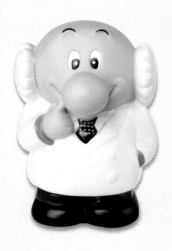

남성을 위협하는
전립선염

전체 비뇨기과 환자의 3~12%를 차지하는 전립선염.
특히 50세 미만 환자 중에서는 가장 흔한 질환이다. 환자 10명 중 8명은
우울증까지 보인다는 전립선염의 최신 진단 · 치료법을 알아본다.

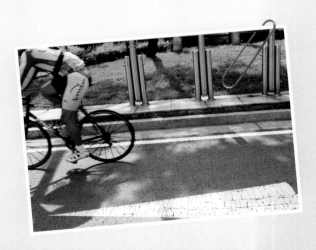

병과 싸워 이긴 사람들의 목소리
전립선염

만성골반동통증후군인 경우

31세 자영업을 하고 있는 미혼 남성입니다. 5개월 전부터 지속되는 하복부 불편감이 있어 이 병원 저 병원을 전전했습니다. 1년 전 임균성 요도염 치료도 받아본 적이 있지만 1년 전 일이었고 최근에는 직업 여성과 성관계도 한 적이 없는데 증상이 생겼습니다. 검사를 해보아도 특별히 균검사 상 나오지도 않았습니다. 뿐만 아니라 소변도 자주 마렵고 소변볼 때 아프기도 했으며 소변을 보고 난 뒤 개운치도 않았습니다. 자영업을 하다보니 잠자는 시간이 불규칙해 피곤하면 증상이 더 심해지는 듯했습니다. 병원에 가도 확실한 병명이 나오지 않다보니 의심부터 생기고 가는 곳마다 믿지를 못했습니다.

그러던 중 친구의 추천으로 모 병원 비뇨기과 진료를 받게 되었습니다. 그곳에서도 검사 상 특별히 염증이 심하거나 균이 나오지도 않았습니다. 의사 선생님은 만성골반동통증후군이 의심된다고 하셨습니다. 그러더니 대뜸 완치가 어려운 질병이라는 겁니다. 저는 주사를 맞거나 약만 먹으면 좋아질 줄 알았는데 의사선생님은 목표치를 낮추라고 했습니다. 완치를 기대하지 말고 증상의 완화와 삶의 질을 개선하는 데 초점을 맞추자고 했습니다.

전립선염 중에 가장 많은 질환이 만성골반동통증후군이라고 하시면서 약물 치료에 의존하지 말고 생활습관과 식생활 개선을 이야기하셨습니다. 사실 자영업으로 술 장사를 하다보니 본의 아니게 술도 많이 마시고 스트레스도 많이 받았었습니다. 저와 같은 증상 가진 환자들이 많이 있다는 이야기도 들었습니다. 그리고 약만으로 치료되기 어렵고 컨디션 관리가 필요하다고 했습니다. 또한 내심 전립선염이 애인에게 전염이 될까봐 걱정도 되었는데 전염이 되는 질환은 아니며 암으로 발전 가능성도 없다고 들었습니다. 의사 선생님으로부터 자세한 설명을 듣고 보니 막연한 불안감이 해소되는 듯했습니다.

그 후 증상에 도움이 되는 약을 처방을 받았습니다. 저는 전립선염이라는 게 요도염처럼 주사 맞고 약만 먹으면 쉽게 낫는 질환인줄 알았는데 그렇지 않더군요. 내가 노력하지 않는 한 언제든지 증상이 재발하고 악화될 수 있는 정직한 질병이었습니다.

의사선생님이 증상이 심하면 다시 오라고 하셨고 요즘은 약물 치료를 중단한 상태랍니다. 어느 정도 몸 관리와 스트레스를 줄이는 것만으로도 증상이 호전이 되는 듯합니다. 의사 선생님 말이 맞는 것 같습니다. 이제 저는 전에 비해 많이 편합니다. 그래도 매사에 노심초사하면서 술과 담배도 끊고 운동도 열심히 하고 있습니다.

아버지에 이어 아들까지 발병한 경우

하루 열 시간 이상 앉아서 근무를 하는 34세의 웹 디자이너입니다. 첫 직장생활을 시작하면서 거의 계속 앉아서 일을 한 지 벌써 십 년 가까이 됩니다. 잦은 밤샘 근무에 스트레스, 식사는 건너뛰기 일쑤였죠. 그러던 중 어느 날부턴가 아랫부분이 불편하기 시작했습니다. 화장실도 자주 가게 되고, 일을 보고 나와도 개운치 않았습니다. 평상시 일을 집중하고 있으면 증상이 없다가도, 잠시 쉬면 증상은 발생하여 저를 괴롭히기 시작했습니다.

명절 때 아버지랑 이런 저런 이야기를 하다가 아버지도 비슷한 증상으로 전립선 비대증이란 병명으로 비뇨기과를 다니신다고 하셨습니다. 저에게 젊은 놈이 벌써부터 전립선이 커지면 큰 문제가 될 것 같다고 빨리 비뇨기과에 가서 진료를 받으라고 하셨습니다. 저는 설마 하며 대수롭게 생각지 않다가 다시 증상이 나타나서 큰 맘 먹고 비뇨기과 문을 열었습니다.

다행이 의사선생님께서 전립선비대증은 저처럼 젊은 사람에게는 걸리지 발병하지 않는다며 안심시켜주셨습니다. 다만 전립선염 증상이라고 하셨습니다. 이런 저런 검사 결과 소변에 염증은 없으나, 전립선 마사지액에 염증이 있다고 하여 항생제 등을 처방받았습니다. 또한 직장 의자의 방석을 바꾸고, 편한 마음을 먹고 지내라고 권고받았습니다.

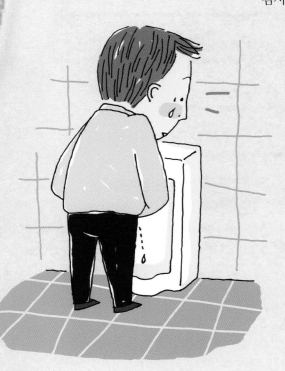

약을 먹은 지 일주일 정도 지나자 증상은 거짓말처럼 사라졌고, 그 후 병원에 가니 한 달 간 더 약을 투여하자고 하였습니다. 의사선생님 말씀처럼 약을 복용한 뒤 5개월이 조금 지난 지금, 이젠 화장실 가기가 두렵지 않네요. 선생님, 감사합니다.

비뇨기과 환자 중 청장년층 가장 많아

정액의 약 40%를 전립선액이 차지하는데, 전립선 액은 정자를 안정화시키는 역할을 하며, 아연이 포함되어 있어서 감염을 예방하는 효과도 있다. 전립선은 연령대에 따라 다양한 질환을 유발한다. 젊은 이들에게는 만성전립선염이 일어나 골칫거리가 될 수 있으며, 중년 이후 남성들에게는 전립선비대증이나 암이 생겨 생활의 질을 떨어뜨리고 생명을 위협하기도 하며, 경제적으로도 많은 손해를 끼치기도 한다.

젊은층 20~40대에 흔히 나타나
전립선염은 전체 비뇨기과 환자의 약 3~12%를 차지하는 질환이다. 비뇨기과 환자들 중에 50세 미만에서 전립선염이 가장 흔한 질환이며, 50세 이상의 환자 중에서도 전립선비대증, 전립선암 다음으로 세 번째로 흔한 질환이다. 전립선염은 전통적으로 젊은 사람에서 잘 발생하는 것으로 알려져 왔다. 한 조사에 따르면 전립선염은 20~40대에 가장 높은 빈도를 보인다고 나타났으며, 66세 이상에 비해 18~35세는 1.6배, 36~50세 사이는 2.6배, 51~65세 사이는 2.1배 흔하게 발생하는 것으로 보고되었다.
전립선염의 가장 현저한 증상인 만성골반동통은 전립선비대증이나 성기능 장애에 의한 고통보다 더 심한 것으로 알려져 있다. 인터넷 웹사이트를 통한 설문조사 결과 전립선염 환자의 78%가 우울증을 보였고, 5%는 자살 의도를 가진 적이 있었다고 보고하였다. 이처럼 전립선염은 활동적인 젊은 연령대

에 흔히 나타나 삶의 질에 좋지 않은 영향을 준다. 하지만 원인이 확실치 않고 증상이나 검사에서 특징적인 소견이 없어 진단과 치료에 어려움이 있다.

원인균이 무엇인지를 파악해야
급성세균성전립선염과 만성세균성전립선염은 균이 밝혀진 경우이다. 급성전립선염은 전립선의 감염으로 인해 생기며, 하부요로감염과 이로 인한 패혈증과 연관되어 나타난다. 만성세균성전립선염은 반복되는 하부요로감염의 결과로 전립선에 세균이 상주하게 되면서 나타날 수 있다. 하지만 만성전립선염의 5~10% 정도만이 세균성이고 나머지는 원인균이 증명되지 않는다. 세균성전립선염을 일으키는 원인균들은 대부분 장내 세균총(細菌叢)에서 기원하며, 그 중 대장균이 가장 흔하다. 드물지만 클라미디아, 유레아플라즈마, 마이코플라스마, 트리코모나스 등이 원인이 될 수 있고, 그 외에도 임질균, 진균, 그람양성균 등도 가능성이 있다. 하지만 전립선염의 세균성 원인을 증명하는 데에는 어려운 점이 있다.

가장 흔한 만성골반통증증후군
만성골반통증증후군은 전립선염 중 가장 흔한 형태로 만성세균성전립선염보다 약 여덟 배 많이 발생한다. 그러나 병인에 대해서는 다른 전립선염에 비해 잘 알려져 있지 않다. 전립선액 내의 백혈구의 존재에 따라서 염증형과 비 염증형으로 나눌 수 있다. 두 형 모두에서 원인균이 배양되지 않지만, 최

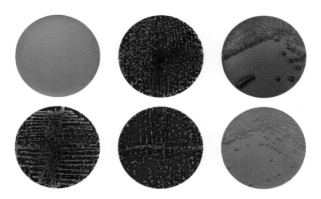

전립선염의 원인이 되는 균

근 클라미디아, 유레아플라즈마, 마이코플라스마 등의 감염과 관련 있다는 보고가 있다. 또한 요역동학검사에서 특별한 원인 없이 요도내압이 증가되거나 요속이 감소된 소견을 보이기도 한다.

소변 역류로 염증을,
그 외 생활도 원인 될 수 있어

전립선관 내로의 소변과 균주의 역류는 만성 세균성 또는 비세균성 전립선염의 발병 원인에 가장 중요한 기전 중의 하나일 것으로 추정된다. 만성전립선염 환자의 전립선액에서 소변과 소변의 대사물이 발견되기도 하는데, 이는 전립선 요도의 압력이 증가하는 일종의 배뇨 장애로 전립선관 내로의 소변 역류가 발생하여 이로 인한 화학적 염증 반응이 전립선염을 일으킬 수 있다는 간접적 증거가 되기도 한다.

그 외의 병인으로는 골반근 경련, 방광경부 장애, 자가면역 반응 등이 관련되어 있다고 보고되며, 매운 음식, 음주, 과도한 카페인 섭취 등이 전립선염을 악화시킬 수 있으므로 피하는 것이 좋다. 마지막으로 정신적인 요인은 만성전립선염의 발생 혹은 악화에 항상 중요한 역할을 한다. 이처럼 전립선염은 어떤 한 가지 원인이 단독으로 작용하는 것이 아니라 여러 가지 인자들이 서로 복잡하게 작용하여 전립선염이 발생하고 악화되고 있다. **M**

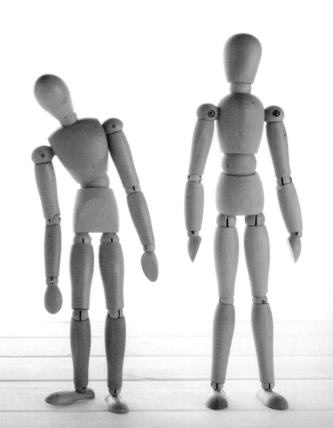

문진(問診)·직장수지검사 등이 기본

전립선염의 증상은 전립선염의 종류에 따라 매우 특징적이며 다양하게 나타난다. 세균성전립선염은 증상 지속기간이 '3개월 미만이냐 그 이상이냐'에 따라 급성과 만성으로 나뉜다. 우선 나타나는 증상은 다양한 부위와 하부요로의 통증이며, 만성세균성전립선염은 남성에서 재발성요로감염의 가장 흔한 원인이다. 만성골반통증후군이란 명칭은 기존의 비 세균성전립선염과 전립선통을 묶어서 부여한 것인데, 만성전립선염으로 내원한 환자들의 증상에서 골반통이 가장 많았다는 점에 근거하였다.

미국국립보건원에서 제시한 각 군별 임상 증상은 다음과 같다.

제I군. 급성세균성전립선염

급성세균성전립선염의 증상은 급성 고열, 오한, 하부요통, 회음부 및 직장 통증, 요절박, 빈뇨, 야간뇨 및 배뇨 곤란 등이다. 전립선 부종에 의해 급성 요폐가 나타나기도 하며, 권태감, 급성근육통, 관절통 같은 전신 증상도 나타난다. 요 색깔이 탁하고 냄새가 심하게 나며, 때로는 혈뇨가 동반되기도 한다.

제II군. 만성세균성전립선염

만성세균성전립선염 환자들은 배뇨 곤란, 요절박, 빈뇨, 야간뇨 등의 방광 자극 증상과 하부요통 회음부 통증 및 불쾌감 등을 호소한다. 급성전립선염으로 재발하기도 하는데 이때는 발열, 오한 및 권태감이 동반된다. 증상이 없이 세균뇨만 우연히 발견되는 환자도 가끔 있다. 주요 합병증은 전립선 내에서 지속적으로 잠복하고 있는 세균 때문에 생기는 재발성 요로 감염이다.

제III군. 만성골반통증증후군-염증형, 비 염증형

만성골반통증증후군은 전립선 질환 중 가장 흔한데 사람에 따라 통증의 정도와 증상이 다양하게 나타난다. 임상 증상은 염증형과 비 염증형 모두 만성세균성전립선염과 비슷한 증상을 나타내지만 요로 감염이 함께 나타나지는 않는다. 만성골반통증증후군이란 명칭은 만성전립선염으로 내원한 환자들의 증상에서 골반통이 가장 많았다는 점에 근거하였다. 이는 지난 6개월 동안 3개월 이상의 증상을 호소하는 환자들이 대상이 된다.

만성전립선염은 다양한 증상을 호소하고 주 증상을 치료하여 소실되면 다른 증상을 호소하고, 이를 또 치료하면 다시 또 다른 증상을 호소하는 경향이 있기 때문에 진단과 치료에 있어서 환자의 증상이 중요하다. 이러한 환자가 내원하였을 때 다양한 증상을 먼저 파악하여 치료하는 것이 중요하며 회음부, 음경 및 고환 부위의 통증이 특징적이다.

배뇨 증상은 전립선비대증 환자들과 비슷하게 호소하며, 배뇨 곤란, 세뇨, 요급이나 빈뇨 같은 배뇨 증상도 흔히 나타난다. 또한 만성전립선염 환자들은 성에 관련한 증상들을 정상인에 비하여 높게 호소하는데 사정통 외에 성욕 감소, 발기력 저하 등을 보인다.

만성전립선염과 만성골반통증후군의 원인은 밝혀져 있지 않지만 감염, 자가면역, 신경학적, 호르몬적, 신경정신과적 원인, 그리고 배뇨 장애와 골반근저 장애 등의 원인이 제시되고 있다. 여러 원인이 복합적으로 작용하여 발생하는 질환으로 만성적인 통증이 주된 문제가 된다.

중년 이후의 남성에서 배뇨 자극 증상과 배양 검사에서 이상이 없을 때는 방광 종양을 의심해보고 방광경 검사, 요세포 검사를 해야 하는 경우도 있다. 만성골반통증증후군에서는 정자의 수가 감소되거나 정자의 형태나 운동성에 문제가 생겨 불임이 될수 있다. 이 밖에도 완치하기 힘들고 장기간 반복되는 증상 때문에 불안, 우울, 고민 등의 신경증이 흔히 동반된다.

제IV군. 무증상성전립선염
무증상성전립선염은 하부요로 증상이 없는 불임 환자의 정액이나 전립선액 검사, 또는 전립선비대증 환자의 절제 조직 검사나 전립선암이 의심되어 시행한 전립선 생검 조직 검사 등에서 우연히 염증 소견이 발견된 질환이다. 동반 질환이나 이상 검사 소견이 없는 경우에는 일반적으로 치료하지 않아도 된다.

전립선염의 기본 진단
전립선염을 정확하게 진단하기 위해서는 병력 청취와 신체검사를 가장 기본적으로 시행해야 한다.

>>병력 청취 그동안의 질병 상태를 파악
환자들은 의사에게 전립선염을 앓은 적이 있는지를 알려주는 것이 중요하다. 급성전립선염이나 만성세균성전립선염이 어느 정도 만성골반통증증후군으로 이행되는지는 알 수 없으나 상당히 많은 것으로 추정하고 있고, 또 만성골반통증증후군으로 진단받았던 병력이 있는 환자의 진단과 치료는 새로 발병

한 환자와 다를 수 있기 때문이다.

우울증이나 다른 정신적인 질환 때문에 치료받은 병력이나 항문 또는 고환의 질환 유무에 대해서도 알려주어야 한다. 환자의 직업을 살피는 것도 중요하다. 장기간 앉아 작업을 해야 하는 사람은 치료를 해도 만성 통증이 호전되지 않는 경우가 종종 있기 때문이다. 성격이 예민하고, 학력이 높을수록 치료 효과가 더디게 나타날 수도 있다.

>>신체검사 신체적 다른 질환이 있는지를 살펴
만성골반통증증후군 환자는 회음부나 외성기의 통증을 호소하기 때문에 서혜부(鼠蹊部) 탈장이나 항문 주위 질환이 있는지, 부고환의 병변이 있는지를 살펴봐야 한다. 특히 정관수술 후 고환에 병변이 생겨 만성적으로 통증을 호소하는 경우와 구별해야 한다. 직장수지검사는 급성세균성전립선염을 진단하는 데 매우 유용한데, 전립선을 만지면 환자는 매우 심한 압통을 느끼고, 염증으로 인해 부종과 온열

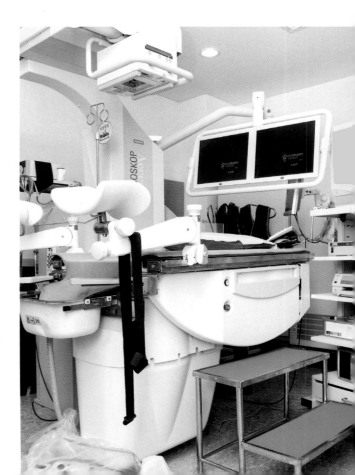

감이 동반된 상태를 알 수 있다. 하지만 급성세균성 전립선염이 아닌 대부분 전립선염 환자의 전립선을 직접 만져보면 부드러운 것에서부터 딱딱한 것까지 다양하게 만져지며 특징적인 소견은 없다. 전립선 내에 결석이 큰 경우에는 전립선암처럼 단단하게 만져질 수 있고, 치료가 잘되지 않는 만성 전립선염 환자에서는 울퉁불퉁한 표면이 만져지고 환자가 압통을 호소하기도 한다. 만성골반통증증후군 환자에서 직장을 촉진해보면 골반근의 압통과 항문 괄약근의 긴장이 느껴질 수 있다.

전립선염 증상의 평가와 자가진단

급성전립선염은 특징적으로 고열과 확실한 증상이 있어 쉽게 진단되나 만성전립선염은 증상 자체가 다양하고 주관적이어서 그것을 객관화할 필요가 있다. 최근에는 만성전립선염에서 비교적 신뢰할 만한 증상과 삶의 질에 대한 지수를 발전시켜 만든 미국국립보건원 만성전립선염 증상 점수표가 널리 쓰이고 있다. 이 증상 점수표는 통증(위치, 경중, 빈도), 배뇨(자극 증상과 폐색 증상), 그리고 증상들이 미친 영향(삶의 질)의 세 개 주요 항목과 아홉 개의 질문들로 이루어져 있다. 통증 또는 불편감에 대한 점수가 0~21점이고, 배뇨 증상의 점수가 0~10점이고, 삶의 질에 관한 점수가 0~12로 분류되어, 총점수는 0~43점이며, 점수가 많을수록 증상이 심한 것을 의미한다.

이 증상 점수표는 전립선염 연구와 임상에서 모범적인 평가 도구로 사용되고 있으며, 또한 환자들의 자가 진단 및 평가 방법으로도 사용되고 있다. 국내에서도 대한전립선학회와 대한배뇨장애학회 후원으로 한글판 증상 점수표가 번역되어 전립선염 환자들의 기초 자료와 치료 후의 평가에서 이용되고 있다. M

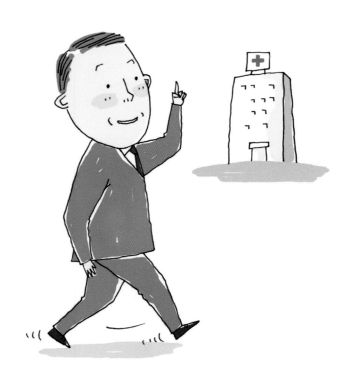

통증 혹은 불쾌감

1. 지난 일주일 동안에 다음의 부위에서 통증이나 불쾌감을 경험한 적이 있습니까?

　　　　　　　　　　　　　□ 예　　□ 아니오

가. 고환과 항문 사이(회음부)　　　　　□ 1　□ 0
나. 고환　　　　　　　　　　　　　　　□ 1　□ 0
다. 성기의 끝 (소변보는 것과 관계 없이)　□ 1　□ 0
라. 허리 이하의 치골(불두덩이)　　　　　□ 1　□ 0
　　혹은 방광 부위(아랫배)

2. 지난 일주일 동안에 다음의 증상이 있었습니까?

　　　　　　　　　　　　　□ 예　　□ 아니오

가. 소변을 볼 때 통증이나 뜨끔뜨끔한 느낌　□ 1　□ 0
나. 성관계 시 절정감을 느낄 때(사정시),　　 □ 1　□ 0
　　또는 그 이후에 통증이나 불쾌한 느낌

3. 위의 부위에서 통증이나 불쾌감을 느낀 적이 있다면 지난 일주일 동안에 얼마나 자주 느꼈습니까?

　　□ 0 전혀 없음　　□ 1 드물게　　□ 2 가끔
　　□ 3 자주　　　　　□ 4 아주 자주　□ 5 항상

4. 지난 일주일 동안에 느꼈던 통증이나 불쾌감의 정도를 숫자로 바꾼다면 평균적으로 어디에 해당됩니까?

```
0   1   2   3   4   5   6   7   8   9   10
□   □   □   □   □   □   □   □   □   □   □
↑                                         ↑
전혀 없음                         상상할 수 있는
                                  가장 심한 통증
```

배뇨

5. 지난 일주일 동안에 소변을 본 후에도 소변이 방광에 남아 있는 것같이 느끼는 경우가 얼마나 자주 있었습니까?

　　□ 0 전혀 없음　　　□ 1 다섯 번 중에 한 번 이하
　　□ 2 반 이하　　　　□ 3 반 정도
　　□ 4 반 이상　　　　□ 5 거의 항상

6. 지난 일주일 동안에 소변을 본 뒤 두 시간이 채 지나기도 전에 또 소변을 본 경우가 얼마나 자주 있었습니까?

　　□ 0 전혀 없음　　　□ 1 다섯 번 중에 한 번 이하
　　□ 2 반 이하　　　　□ 3 반 정도
　　□ 4 반 이상　　　　□ 5 거의 항상

증상들로 인한 영향

7. 지난 일주일 동안에 상기 증상으로 인해 일상생활에 지장을 받은 적이 어느 정도 됩니까?

　　□ 0 없음　　　　　□ 1 단지 조금
　　□ 2 어느 정도　　 □ 3 아주 많이

8. 지난 일주일 동안에 얼마나 자주 상기 증상으로 고민하였습니까?

　　□ 0 없음　　　　　□ 1 단지 조금
　　□ 2 어느 정도　　 □ 3 아주 많이

삶의 질

9. 만약 지난 일주일 동안의 증상이 남은 평생 지속된다면 이것을 어떻게 생각하십니까?

　　□ 0 매우 기쁘다　　　　　□ 1 기쁘다
　　□ 2 대체로 만족스럽다　　□ 3 반반이다 (만족, 불만족)
　　□ 4 대체로 불만족스럽다　□ 5 불행하다
　　□ 6 끔찍하다

전립선 마사지 후
첫 소변 검사가 중요

하부요로 감염 부위 감별 진단

전립선염은 전립선마사지액(EPS), 전립선 마사지 후 첫 소변(VB3) 또는 정액을 검사해서 세균 유무와 백혈구의 증가 여부로 진단한다.

검사법으로는 주로 3배분뇨법 또는 2배분뇨법이 사용되는데, 배양 검사에서 균이 자라면 세균성으로 진단한다. 최근 분자생물학적인 기법인 PCR을 이용해서 비세균성전립선염이 세균성으로 진단되는 경향이 있다.

최근 분자생물학적 여러 진단 방법들이 상용화되면서 비뇨생식기 질환에서도 그 적용이 되고 있는데 중합효소연쇄반응법(PCR; polymerase chain reaction)이 널리 쓰이며 검사의 신속함과 편리함 때문에 요로 감염 분야에 적용되어 전립선염 원인

균의 진단에 많은 도움을 주고 있다.

3배분뇨법은 소변을 세 번에 나누어 보게 해 각각에 대한 소변 검사를 시행해 염증이 있는 부위를 찾아내는 방법이다. 백혈구나 세균이 첫 소변에서만 검출되면 단순요도염을, 모든 소변에서 검출되면 방광염을, 전립선액이나 마사지 후 소변에만 있으면 전립선염을 의미한다.

첫 소변이나 중간뇨 검사에서 세균이 검출되는 경우는 전립선 이외 부위의 감염을 의미하므로 우선 전립선에는 침투하지 않는 항균제로 방광 또는 요로의 감염증을 치료한 후에 다시 전립선액 검사나 마사지 후 소변 배양 검사를 시행한다. 그러나 이러한 검사법은 이론상으로 가장 정확한 진단 방법이지만, 검사 결과가 다양하게 나오고 검사 시간과 비

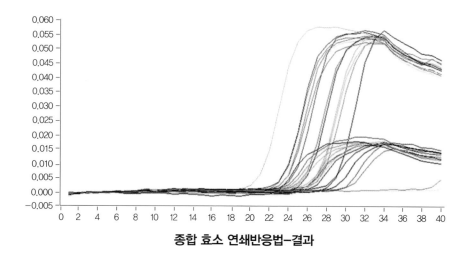

종합 효소 연쇄반응법-결과

용의 문제 등이 있어 실제 임상에서는 환자의 상태에 따라 변형된 진단법을 적용하는 경우가 많다.

최근에 전립선 마사지 전후의 요검사나 일반 세균 배양 검사를 시행하는 2배분뇨법 검사가 많이 시행되고 있다. 왜냐하면 동일 환자에서 3배분뇨법 검사와 비교한 결과, 매우 높은 일치율을 보여 2배분뇨법 검사로도 전립선염의 진단과 분류가 가능한 경우가 많기 때문이다. 게다가 2배분뇨법 검사를 이용하면 더 쉽게 전립선염을 진단할 수 있다.

정액 검사

전립선염의 새로운 분류에 따르면 기존의 전립선통 환자가 농정액증을 보이면 염증성 만성 골반통 증후군으로 분류한다. 정액에서 백혈구 수가 1×10^6/mL개 이상이거나 또는 100개의 정자를 헤아렸을 때 여섯 개 이상이면 농정액증으로 진단한다. 하지만 미성숙 정자와 백혈구는 특수한 염색을 하지 않으면 현미경에서 감별하기 힘들다. 농정액증 여부를 관찰하기 위한 정액 검사는 환자가 처음 내원했을 때 비세균성만성골반통증후군으로 진단되었거나, 전립선염으로 진단된 경우에는 전립선액 도말 검사에서 백혈구 수가 정상 범주로 최소한 2주 이상 지속되었을 때 시행하는 것이 좋다. 그러나 정액은 고환, 부고환, 정낭에 염증이 있어도 백혈구가 증가할 수 있기 때문에 정액 검사의 필요성과 가치에 대한 논의는 계속되고 있다.

경직장 전립선 초음파 검사

경직장 전립선 초음파 검사는 만성전립선염을 진단하는 데 필수적인 검사는 아니지만 전립선비대증이나 전립선암과의 감별 진단과 사정관 폐쇄 유무, 정낭의 병변을 확인하기 위해 시행한다. 전립선염을 진단할 수 있는 특징적인 초음파 소견은 아직 정립되어 있지 않다. 전립선 질환과 비슷한 질환을 확인하는 데 이용되기도 한다.

한편 전립선 결석은 연령이 증가함에 따라 빈도와 크기가 증가하는데 전립선염에서는 주로 전립선 중심부에 결석이 위치하여 배뇨 자극 증상 및 배뇨 곤란을 유발할 수 있고 결석이 광범위하게 존재할수록 증상이 심한 것으로 알려져 있다. 따라서 전립선염 증상이 있는 환자에서 경직장 초음파 검사를 시행하여 결석의 유무, 위치 및 크기를 파악하고 치료 방법을 선택하는 것이 치료 효율을 높일 것으로 기대되며 예후 판정에도 도움을 주리라본다.

방광 내시경 검사

난치성 증상이 있는 경우에 간질성방광염이나 방광암과 감별하기 위해 필요한 경우가 있다.

성병 검사

성병이 없는지를 감별해야 한다. 전립선염이 요도염, 특히 비임균성요도염을 적절하게 치료하지 않아 초래되는 경우가 있을 수 있기 때문이다. 이런 이유로 전립선염을 일부에서는 성병으로까지 인식하고 있다. 그러나 성병성요도염은 전립선염 원인 질환의 일부일 뿐이다.

그 외 검사

세균의 유전자를 검사하는 분자생물학적인 검사 방법의 발전은 전립선염의 명확한 원인균을 밝히는 데 큰 도움이 될 것으로 본다. 또한 전립선염이 있을 때 전립선액 내의 아연 수치가 감소하는 것에 착안해 이것이 유용한 진단 지표가 될 것이라는 주장이 있었으나 그 수치가 비세균성전립선염, 전립선비대증, 정상 대조군과 큰 차이를 보이지 않기 때문에 이 방법은 전립선염을 진단하기 위한 검사로는 유용하지 않다. 전립선염이 의심되는 환자라도 혈뇨가 있을 때에는 방광암일 가능성을 배제하기 위해 요세포 검사를, 전립선암과 감별하기 위해 혈청 전립선특이항원 검사를 시행한다. ▣

삶의 질을
향상시키는 것이 목표

전립선염의 치료법은 매우 다양하다. 그만큼 치료가 어렵다는 반증이며, 원인도 다양하고 정확한 기전이 밝혀지지 않았거나 재발하는 경우도 많기 때문이다. 따라서 재발이 잦거나 잘 낫지 않는 경우에는 효과가 확인된 치료법을 우선적으로 선택하고 치료 후에도 효과가 없을 때에는 단계적으로 다른 치료법을 적용하는 것이 현명하다. 여기 소개된 치료법들이 모든 환자에게 일률적으로 적용될 수는 없다. 전립선염의 치료는 환자의 나이, 결혼 유무 등에 따라 치료 방법의 차이가 있기 때문이다.
전통적으로 전립선염 중에서 급성세균성전립선염과 만성세균성전립선염의 원인은 세균성이므로 항생제 치료가 우선이다. 전립선은 생식기관이므로 뇌와 고환과 태반에서와 같이 약과 같은 독극물이 잘 통과하지 못하는 독특한 구조를 갖고 있다. 그래서 이러한 장벽, 즉 전립선 상피세포의 지방세포막을 통과하기 위해서는 지방에 잘 녹아야 하고, 분자량이 작고, 혈장 단백질에 결합력이 낮아야 하고, 혈장 농도에서 이온화율이 작아야 하는 등의 조건을 만족하는 약제가 필요하다. 한편 비세균성전립선염이 많은 수를 차지하고 있기 때문에 항생제 이외에도 여러 가지 약물들이 치료에 사용된다.

2010년 유럽비뇨기과학회 전립선염 치료 권고	
치료	비고
알파차단제	최근 연구에 따르면 근거 부족
항생제	이전에 치료 받지 않은 환자라면 4~6주 치료
항염증제 / 진통제	장기간 사용 자제
5알파환원효소억제제	전립선비대증 동반시 사용
생약제	.
생체되억임치료	
근이완 운동	
생활방식변화	
마사지	보조적인 이차 치료 방법
카이로프랙틱	
침요법	
명상	
마약성 진통제	치료에 불응하는 경우 통증클리닉 협조 하에 시행

증상 완화 약물 치료가 우선

전립선염은 분명히 염증성 질환으로 알려져 있음에도 전립선 검사나 마사지 후의 소변 검사에서 비록 백혈구의 출현은 있지만 배양 검사에서 뚜렷한 병원균을 찾을 수 없다. 이는 전립선염의 치료에서 항생제에만 의존하는 것은 재고돼야 함을 뜻한다. 학계에서 인정하는 항생제 외에 막연히 광범위 항생제를 근거 없이 투약하는 것은 도움이 되지 않는다.
최근 경향은 항생제 투여를 전면 부정하지 않지만, 주로 증상을 완화시키는 치료법을 더 강조하는 추세이다. 이에 따라 결정적인 염증 소견이 없는 경우는 회음부 통증이나 빈뇨, 잔뇨감 또는 배뇨통과 같은 방광 자극 증상을 완화시켜주는 평활근(平滑筋)이완제와 진경진통제(鎭痙鎭痛劑), 가벼운 신경안정제의 겸용이 보편화되고 있다.

대표 치료

>> 항생제

급성세균성전립선염은 항생제 정맥주사로 치료한다. 주사 치료로 급성기 증상이 해소되면 경구용 항생제를 충분한 기간 동안 복용한다. 만성전립선염의 치료법은 아직 정립되어 있지 않은데, 트리메토프림과 설파메토사졸 복합제가 세균성전립선염에 오랫동안 좋은 항균제였다. 그러나 이 약물은 장기간의 반응이 저조하다는 단점이 있었다. 이후 퀴놀론 항균제가 개발되었고, 이것이 트리메토프림과 설파메토사졸 복합제보다 더 효과적인 것으로 밝혀졌다. 재발과 증상 근절에 대한 효과는 아직 명료한 결론이 나지 않았다. 따라서 현재까지는 두 약제를 비롯한 몇 가지 항생제가 치료에 이용되고 있다. 퀴놀론은 클라미디아, 우레아플라스마 같은 배양되지 않는 잠재균에 대해서도 제한적이지만 효과를 보인다.

>> 진통소염제/소염제

진통소염제도 전립선염 환자에서 경험적으로 사용되지만, 장기간의 효과에서는 아직 미지수다. 진통소염제는 통증이 심한 환자에게 효과적이고, 삼환계 항우울제를 병용하는 것이 전립선염의 통증 조절에 효과적인 경우가 있다. 인도메타신 같은 비 스테로이드성 소염제는 비 특이적 염증 환자에게 효과가 좋다. 시토카인 억제제 또는 콕스-2 억제제 같은 면역 조절제들이 유용하지만, 더 많은 연구가 필요하다.

>> 알파차단제

알파차단제는 전립선 요도 부위의 평활근을 이완시켜서 배뇨 증상을 완화하고 통증을 감소시키는 역할을 한다. 또 전립선 요도 부위의 압력을 낮추므로 소변의 전립선 역류를 방지하는 효과도 기대할 수 있다. 소변이 전립선 내로 역류해서 생기는 비 세균성전립선염일 때 가장 효과적인 치료가 될 수 있다. 알파차단제는 증상이 좋아진 이후에도 한동안 계속 복용해야 한다.

기타 치료

>> 근이완제

비염증성 만성골반통증증후군, 특히 배뇨근·괄약근 부조화나 골반저 또는 회음부 근육의 비정상적인 수축이 확진된 환자에게는 디아제팜과 바클로펜 같은 근이완제가 도움이 된다.

>> 5알파환원효소억제제

일부 전립선 상피의 염증 반응은 호르몬과 관련이 있다. 남성 호르몬이 전립선 상피세포에 작용하기 위해서는 5알파환원효소에 의해 활성 상태로 변환되어야 한다. 따라서 5알파환원효소억제제는 전립선에 대한 남성호르몬의 작용을 차단하는 역할을 한다. 5알파환원효소억제제 중 하나인 피나스테리드를 복용하면 전립선 내의 도관이나 샘이 위축되고 전립선 내 요 역류가 감소하며, 염증 반응에도 영향이 나타날 것이다. 다수의 연구에서 피나스테리드가 배뇨 증상 호전, 염증 및 통증 감소 효과가 있다고 보고되고 있다.

>> 생약제

이론적으로 생약제를 사용하면 5알파환원효소가 억제되고, 항염증 반응 등이 생겨서 배뇨 증상 점수 개선에 좋은 효과가 있는 것으로 여겨지고 있다. 그러나 이에 대한 대조군 연구가 아직까지 없기 때문에 위약 효과(플라세보 효과)일 수 있음을 간과해서는 안된다. 꽃가루 추출물 같은 복합체에 대해서도

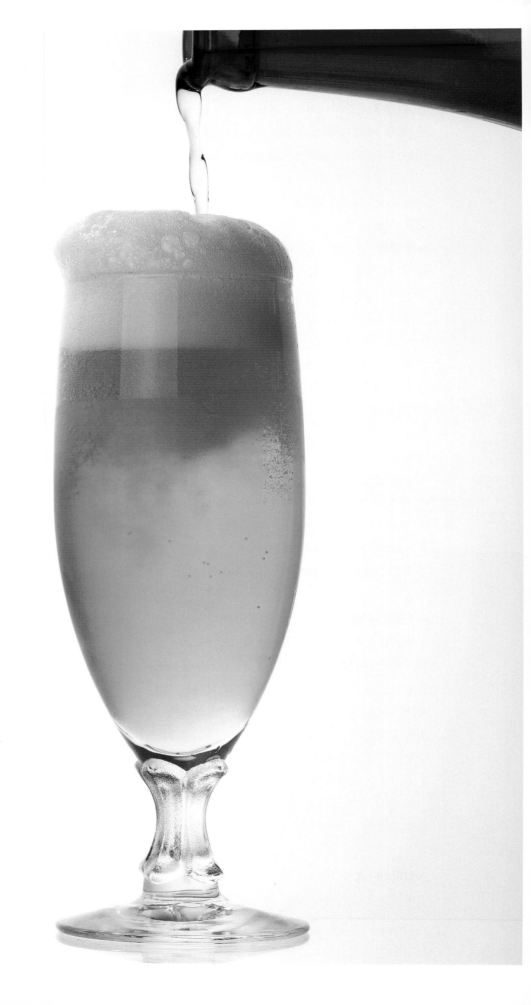

광범위하게 연구가 이루어지고 있지만, 아직까지 전립선염 환자에게 표준 치료로 사용하기에는 엄격한 전향적 연구가 부족하다.

>> 삼환계항우울제, 항경련제

최근 만성골반통증증후군에서 발생하는 통증을 신경병증 통증으로 해석되고 있으며 이들에 대한 치료로서 삼환계 항우울제가 사용된다. 삼환계 항우울제 (특히 아미트립틸린)은 아드레날린성 신경말단에서 노르에피네프린과 세로토닌의 재흡수를 차단하여 진통 효과를 보인다. 또한 이에 반응하지 않거나 부작용이 있는 환자는 항경련제의 일종인 프레가발린 등을 사용해볼 수 있다.

>> 엘미론

간질성방광염이 일부 전립선염과 유사하기 때문에 몇몇 연구자들은 그동안 간질성방광염을 만성전립선염으로 잘못 진단한 경우가 많았다고 결론 내렸다. 따라서 만성전립선염 환자에서도 간질성방광염 치료에 사용하는 엘미론이 효과가 있으리라 기대하여 여러 연구가 진행되었다. 그러나 아직까지 확실하게 밝혀진 것이 없으므로 앞으로 엘미론의 효과에 대해서는 전향적 연구가 필요할 것이다.

>> 알로퓨리놀 복용

몇몇 연구에서는 요산이 전립선 내로 역류해 염증 반응을 일으킨다고 보았다. 한 연구에서 위약과 비교해 알로퓨리놀이 증상 호전 효과를 보여 알로퓨리놀을 이용한 3개월 방법을 제시했다. 그러나 이 연구 결과의 향후 평가들이 알로퓨리놀의 유용성에 대해 확정을 내리지 못해 만성전립선염 환자에게서의 효과는 아직 미지수다.

열 치료

직장과 요도를 통해 전립선에 고열을 발생시키는 열 치료는 몇몇 환자에서 지속적인 효과를 보인다.

온 좌욕

마사지요법보다 간편하고 자가요법으로 가장 효과적인 방법이다. 섭씨 40~43℃ 정도의 따끈한 물에 앉은 자세로 항문 주위를 담근다. 이런 찜질을 자기 전 4~5분, 새벽에 한 번 더 하는 것이 좋다. 온 좌욕은 방광, 전립선부위의 긴장을 풀어주고 전립선의 혈류를 증가시켜주기 때문에 약물의 침투 효과를 높이는 역할을 한다. **M**

반복적 전립선 마사지 치료

수세기 동안 전립선 마사지는 전립선염의 일차 치료법이었으나, 이 방법은 정확한 진단법과 더 나은 항균제요법이 소개된 1960년대부터 점차 사용하지 않게 되었다. 하지만 최근에 만성 전립선염에 대한 표준적인 약물 치료에 실패한 환자들 사이에서 전립선 마사지가 다시 시도되고 있다. 이론적으로 마사지는 막혀 있던 전립선 도관의 배출 및 혈액순환을 돕고 항균제의 투과성을 증진시키는 효과를 나타낸다. 꼭 필요한 경우 특히 규칙적인 부부관계를 할 수 없는 환자가 주 1~2회 시행하되 기술적으로 아주 부드럽게 해주는 것이 바람직하다.

수술 치료

특별한 적응증이 있지 않는 한, 만성전립선염 환자에게 수술 치료는 중요한 역할을 하지 않는다.

대증 치료, 보존적 치료

바이오피드백이나 전기 및 자기장을 이용한 골반근육 훈련, 이완요법, 생활습관의 변화(식습관 변화, 자전거 타는 것 금지), 침술, 마사지 요법, 지압 요법, 명상 같은 보존적 치료들은 증상을 완화하는 데 도움이 되거나, 적어도 환자가 질병에 대처해 생활할 수 있게 돕는다. **M**

스트레스 피하고
자전거도 타지 않는 게 좋아

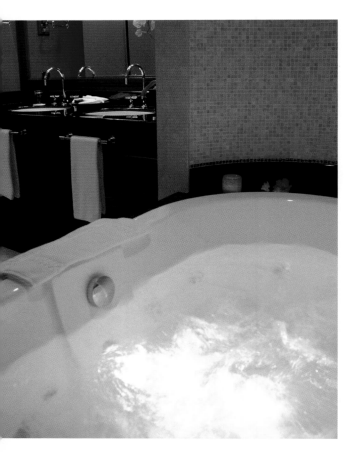

전립선염의 치료법은 여러 가지가 알려져 있지만 병원에서 할 수 있는 치료 외에 환자들이 일상생활에서 스스로 할 수 있는 방법들도 있다. 병원에서는 항생제나 방광 안정 효과, 배뇨에 도움이 되는 여러 가지 복합 처방을 하고 있으나 한계를 보이는 경우가 많아, 여러 가지 보조적인 치료를 병행할 수 있다.

골반 근육 훈련

따라서 골반 근육의 적절한 이완은 증상을 호전시키고 재발 예방을 돕는다. 병원에서 시술하는 바이오피드백과 전기 자극 치료로 골반 근육의 긴장을 완화시키고 이완하는 방법이 효과적이라는 보고가 있다. 또 자기장 치료를 통해 골반 근육의 긴장을 늦추는 치료 방법이 있지만 치료를 마치면 종종 재발하는 단점이 있다. 그 외에 일반인들이 할 수 있는 방법으로 소변을 볼 때 급하게 보지 않고 여유와 시간을 가지고 소변을 봐야 한다. 소변볼 때 힘을 주고 보거나 소변이 많이 마려울 때까지 참았다가 급하게 보는 것은 좋지 않다. 나이 많은 어른들일수록 전립선비대증이나 다른 원인으로 소변을 보기 힘든 사람들이 많은데, 골반 근육 훈련을 하면서 소변을 보면 전립선염의 통증도 적어지고 소변의 줄기나 세기도 훨씬 좋아질 수 있다. 온수를 이용한 좌욕이나 가벼운 운동도 혈액순환을 증가시키고 골반 근육을 이완시키는 효과를 가져온다. 반신욕은 좌욕의 효과가 충분하다. 그러나 간단히 하고 싶을 때는 샤워기를 이용해 항문과 회음부를 온수로 약 5분 정도 마사지하거나 세숫대야에 온수를 받아놓고 회음 부위를 담그면 된다.

생활 습관부터 전립선 보호를

병원에서 항문을 통해 시행하는 전립선 마사지는 막힌 전립선액의 순환을 돕고 혈액 순환에도 좋다. 집에서 개인이 할 수 있는 다른 방법은 회음부나 서혜부에서 통증이 느껴지는 부위를 중심으로 손가락을 모아 둥그렇게 마사지를 하면서 마사지 부위를 점차 넓혀가면 통증이 줄어들 수 있다.

가장 중요한 것은 통증이 나타날 수 있는 환경을 없애는 것이다. 되도록 과로나 심한 스트레스 받는 상황을 피하고 정신적 안정을 찾는 것이 중요하다. 명상을 통한 몸의 이완도 좋다. 아직 정확한 원인 관계가 밝혀지지 않았지만 복부 비만이나 당뇨병도 전립선염 환자들 원인 중 많은 부분을 차지한다는 보고가 있다.

회음부에 스트레스를 주는 상황은 피해야 한다. 운전할 때나 일할 때 의자나 운전석에 푹신한 쿠션을 두고 앉거나 회음부에 압통이 가지 않도록 고안된 도넛 모양의 쿠션을 사용하고, 되도록 자전거나 오토바이를 타지 않도록 해야 한다. 자전거나 오토바이를 타더라도 깔고 앉는 안장이 넓은 것을 타며, 사정이 된다면 전립선 안장을 사용하거나 안장을 두 개로 붙여서 앉는 것도 좋다.

일상생활에서 술이나 커피 같은 음식을 피하고 식사를 할 때도 되도록 맵고 짠 자극적인 음식을 피하는 것이 좋다. 심한 변비는 배뇨 증상을 악화시키고

골반 근육을 긴장시킬 수 있으므로 변비 조절도 필요하다.

심한 활동을 줄이고 되도록 가벼운 운동을 하면서 안정을 취하는 것이 좋으며 전립선염에 연관되어 발생할 수 있는 부고환염 등이 발생되면 즉시 병원을 찾는다. 즉 통증이 음낭 쪽에서도 생기거나 열감이 나고 한기가 든다면 치료 중이더라도 다시 병원을 찾는 것이 좋다.

증상 개선 노력 필요

아직 만성전립선염에서 완치의 개념은 없다. 많은 경우 치료가 되어 증상이 없어질 수 있지만 계속 재발되거나 통증이 지속적으로 발생하는 경우, 완치는 힘들어도 본인이 생활할 수 있는 만큼의 증상 개선을 위한 노력이 필요하다. 노력 없이 100% 완치를 목적으로 여러 병원을 전전한다면 적절한 처치가 되지도 않고, 약물 남용만 될 수 있음을 이해해야 한다. M

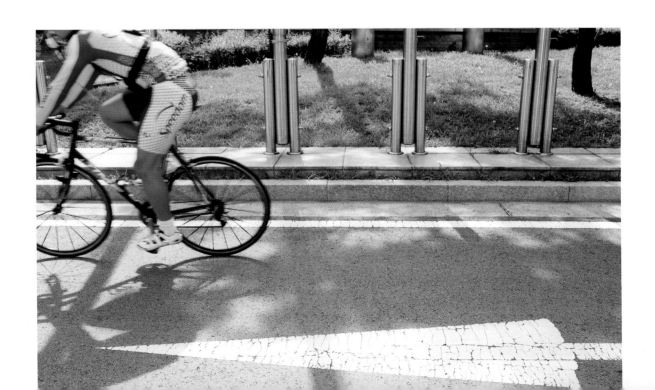

전립선염

Q 전립선염은 성관계를 통해 걸리는 병인가요?

A 성관계는 전립선염을 일으키는 감염경로 중에서 흔한 것 중 하나입니다. 하지만 이 외의 다양한 경로를 통해 전립선염이 발병하는 경우도 많으며, 성적 경험이 전혀 없는 청소년에서 발병하는 경우도 있습니다. 성관계는 전립선염을 일으키는 감염 경로 중 하나일 뿐 주된 원인은 아니며, 성병으로 분류되지도 않습니다.
그러나 요도염을 앓은 적이 있거나 최근에 부적절한 성관계를 한 적이 있다면 성병균에 감염되었을 수 있으므로 정확한 소변 검사를 해보는 것이 좋습니다. 하지만 소변 검사에서 세균이 음성인 경우는 염증이 전립선에만 국한되어 있으므로 파트너에게 옮길 가능성은 거의 없어 부부관계를 갖는 데에는 아무 상관없습니다.

Q 전립선염이 전립선비대증이나 전립선암으로 진행하나요?

A 전립선염과 전립선비대증은 어느 정도 유병률에 있어서 일부분 겹치는 부분이 있습니다. 전립선비대증 환자의 약 20%는 전립선염 증상을 동반하고 있고 전립선염 환자의 약 절반정도는 전립선비대증 병력이 있습니다. 그러므로 경우에 따라서 전립선비대증 치료제가 전립선염에 사용될 수 있습니다. 전립선염과 전립선암 간의 연관성에 대해서는 아직까지 정확하게 밝혀져 있지 않습니다.

Q 전립선염이 있으면 담배가 해롭나요?

A 담배는 전립선염에 영향을 미치지 않는 편입니다. 그러나 전립선염 치료 과정에는 건실한 생활 태도가 중요합니다. 흡연이 전립선염과 직접적인 관련은 없으나 전신 혈관의 염증과 각종 암의 원인이 되므로 절제가 바람직합니다.

Q 직업상 술을 자주 마셔야 하는데 전립선 약을 가끔 먹어도 되나요?

A 치료 중에는 반드시 술을 자제해야 합니다. 술과 약을 같이 복용하는 것은 약물의 독성을 증가시키므로 몸에 해롭습니다. 또한 술을 드신 후에는 증상이 악화되는 경우가 많습니다. 또한 반복적인 전립선염증과 염증 지속은 만성적인 전립선염을 유발하게 됩니다. 결국 신경병증 동통 기전에 의한 통증을 느끼게 됩니다. 그러게 되면 보통 치료제에 반응하지 않는 상태에 이르게 됩니다. 왜 약이 안 듣는지를 생각할게 아니라 내가 그만큼 치료를 하려고 금주를 하는 등 노력을 했는지 생각해보길 바랍니다.

Q 전립선염이라고 하는데 왜 성기 끝, 고환, 심할 때는 허리도 아픈가요?

A 전립선염은 고환과 항문 사이의 통증이나 불쾌감, 고환의 통증이나 불쾌감, 성기 끝의 통증이나 불쾌감, 아랫배의 통증이나 불쾌감, 근육통, 관절통의 증상을 주로 일으킵니다. 전립선염이 장기화되면 다른 골반동통을 유발하는 질환과 비슷하게 여러 부위에 동통을 느낄 수 있습니다. 특히 장기화된 전립선염의 병력이 있다면 발생 가능성이 높습니다.

Q 전립선염이 있으면 스트레스를 줄이라고 하던데 왜 그래야 하나요?

A 전립선염이 장기화되면 우울증, 불안 등 여러 가지 정신과적인 증상을 동반할 수 있습니다. 또한 이러한 정신과적인 증상과 스트레스가 신경병증 통증을 악화시켜 증상이 심해질 수 있습니다. 따라서 과로나 심한 스트레스를 받는 상황을 피하고 안정을 찾는 것도 중요합니다. 명상을 통한 이완도 좋고 여유가 되면 경치 좋은 곳으로 여행을 떠나보는 것도 좋을 듯합니다.

Q 수년간 전립선염을 앓았더니 삶의 의욕이 없습니다. 어떻게 해야 하나요?

A 만성 골반통증 환자의 약 1/3은 우울증, 불안 등 정신과적인 증상을 동반할 수 있습니다. 또한 이러한 스트레스 요인들이 만성골반통증의 증상을 악화시킬 수 있습니다. 필요하다면 정신과 선생님들과 상담을 해보시는 게 치료 효과를 높일 수 있습니다.

Q 전립선염을 앓기 전에는 성생활에 문제가 없었는데 성기능이 점점 떨어지는 것 같습니다. 연관이 있나요?

A 만성적이고 반복적인 전립선염은 정상인에 비하여 사정통 외에 성욕 감소, 발기력 저하 등의 성기능 장애 증상을 보이지만 성관계 횟수나 극치감을 느끼는 횟수에는 차이를 보이지 않기 때문에 성행위를 하는 데에는 큰 영향을 주지 않습니다. 전립선염이 이러한 성기능 장애의 원인인지는 확실치 않습니다. 전립선염 환자들 중 성관계를 기피하는 사람들이 있는데, 성관계를 갖는다고 해서 증상이 악화되는 것이 아닙니다. 오히려 사정을 통한 주기적인 정액 배출은 치료에 도움이 될 수 있습니다. 또한 전립선염 치료를 해서 성기능이 개선되었다는 보고도 있어 너무 좌절하지 말고 긍정적인 태도로 전립선염 치료를 받길 바랍니다.

Q 전립선염으로 치료 받은 적이 있는데 최근 정액에서 피가 나옵니다. 전립선염과 관련이 있나요?

A 혈정액증의 병태생리는 명확하지 않습니다. 현재까지 알려진 바는 정낭, 전립선, 혹은 요도의 비 특이성 염증이 주된 원인으로 알려져 있습니다. 발생 가능한 장기는 정낭과 사정관, 전립선, 요도입니다.

정낭, 사정관 및 요관은 점막의 증식, 선천적 낭종, 결석, 결핵 등이 원인이 되어 피가 나올 수 있습니다. 요도의 출혈은 요도의 낭종, 폴립, 곤지름, 협착, 유두상 선종, 요도염, 등이 원인으로 알려졌습니다. 혈정액증 원인의 대부분은 양성 질환이므로 치료에 반응을 잘하며 결과가 좋습니다. 특히 이 중 상당수는 일정 기간 후에 자연 소실될 수 있습니다. 단, 드물지만 전립선암, 악성종양 등에서 발생하는 경우도 있으므로 쉽게 간과하지 말아야합니다.

Q 요도염은 전립선염과 어떻게 다른가요? 요도염에 대해서 궁금합니다.

A 대부분 점액 농성 또는 농성 요도분비물, 배뇨통, 요도 소양감과 같은 증상들이 나타나는 요도의 염증성 질환을 말합니다. 요도염이란 무증상인 경우도 있습니다. 진단 방법은 소변 검사와 요도 분비물에 대한 그람 염색 검사로 이루어집니다. 요도염의 합병증으로 부고환염, 전립선염, 항문주위염, 상행성 감염에 의한 방광염이 유발될 수 있고, 심하면 요도 주위 농양 및 요도 협착도 일으킵니다. 요도염의 원인은 성교 전파성이 대부분이므로 불결한 성 접촉을 피하는 것이 최선이며, 성상대자를 반드시 치료해야 하며 성관계시 콘돔 사용이 필수적입니다.

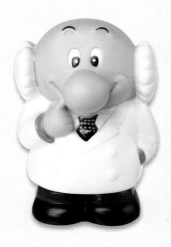

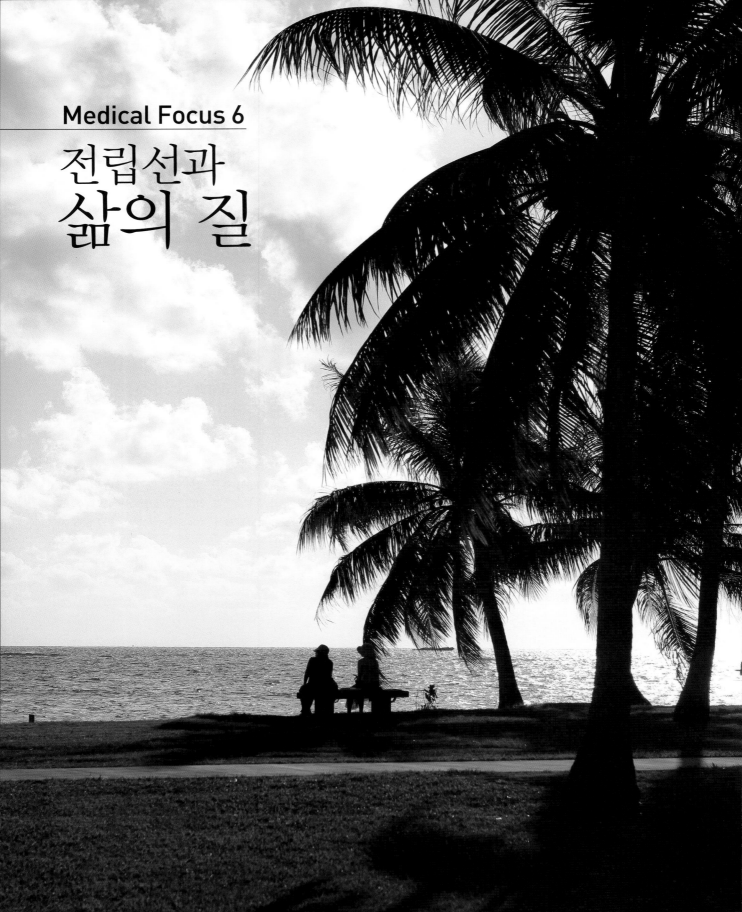

전립선과
삶의 질

+

전립선 건강은 온몸 건강의 '바로미터'이다.
전립선비대증 등으로 배뇨 장애가 발생하면 본인은 물론
배우자 등 가족까지 힘들 수 있다.
전립선 고민 없는 건강한 노년을 미리 준비하는 방법을 알아본다.

1 노인들의 성생활, 권리인가 주책인가?
2 각방 쓸 수밖에 없는 부부, 원인은 오줌보?!
3 가끔 젊은 오빠 스타일로 꾸며라
4 남성 갱년기 치료 전 전립선암 검사 꼭 해야
5 비만은 전립선 질환의 위험 신호
6 화장실 신세 자주 져야 하고 발기부전도…

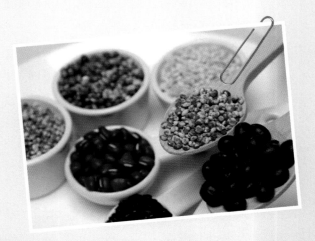

노인들의 성생활, 권리인가 주책인가?

연세 지긋하신 노부부가 외래를 방문했다. 할아버지는 할머니 손에 이끌려 진료실 안으로 들어 왔고, 진료 받는 것에 대해 약간 불만스러워 했다. 말을 먼저 꺼낸 것은 할머니였다. 할아버지가 수시로 부부관계를 요구해 상당히 귀찮다는 것이다. 할아버지 나이는 76세, 할머니 나이는 69세로 정정하시다. 나이에 비해 무척 젊어 보였고, 옷차림에도 상당히 신경을 쓰는 것 같았다. "아니 부부관계를 얼마나 자주 하시는데, 할머니가 그러세요?" 조심스럽게 여쭙자 "아니 지금 이 나이에 매주 하자는 게 정상이야? 주책없게" 하며 할머니가 먼저 역정을 낸다. 옆에서 듣고 있던 할아버지는 별 말 못하고 입만 다시고 있고, 할머니는 할아버지에게 혹시 이상이 생겨 그런 것이 아닌가 하고 걱정이 되어 병원에 데려왔다는 것이다.

검사 결과 할아버지는 아무 이상이 발견되지 않았고, 결과를 듣고 난 후 할아버지는 할머니에게 "거봐!"라고 한마디 하고는 진료실을 먼저 나갔다. 할머니는 "정말, 이상이 없는 거죠?"라며 확인을 받은 후에야 돌아갔다.

65세 이상 61.6%가 성생활을 지속해

노인에 대한 일반인의 고정관념으로 노인은 그저 점잖고 인자하며 연륜이 있는 할아버지, 할머니로 밖에는 생각하지 않고 있다. '노인이 웬 성생활을 하느냐'고 생각하는 경우가 대부분이다. 나이를 먹으면서 조금씩 성기능의 쇠퇴가 오는 것은 사실이지만, 성욕은 나이의 영향을 받지 않으므로 본인의 건강 상태와 의욕에 따라 얼마든지 성생활이 가능하다. 65세 이상의 노인을 상대로 한 설문조사 결과에 의하면, 61.6%에서 성생활을 지속한다고 답했다. 성욕을 느낄 때 대처방법으로 41.2%는 참는다고 했으나, 성관계를 하거나 자위 행위 등을 하는 노인은 40%에 달했다.

성생활의 지속이 성기능 쇠퇴를 막아

여성은 폐경 이후 급격하게 성기능이나 성욕이 감소하지만, 남성은 여성과 달리 성기능의 급격한 감퇴는 오지 않는다. 물론, 남성도 40대 이후부터 남성호르몬의 분비가 감소하고, 발기와 사정 능력, 성적 쾌감도 조금씩 감소한다. 게다가 직장 생활의 스트레스, 술, 담배는 건강을 서서히 손상시키고, 고혈압이나 당뇨병 같은 만성 질환이 생기면서 나이가 들어갈수록 성관계 횟수도 조금씩 줄어들게 된다. 사용하지 않으면 감퇴하는 것이 인체의 생리다. 보디빌더들이 지속적으로 운동을 해야 상태를 유지할 수 있듯이 성생활도 마찬가지다. 사용하지 않다 보니, 쇠퇴해서 쓰고 싶을 때 쓸 수 없는 경우가 많게 되는 것이다. 노인도 규칙적인 성생활을 해야 성기능의 쇠퇴를 방지할 수 있다.

물론, 성생활을 하고 싶어도 꾸준히 할 수 없는 상황에 놓인 경우가 많다. 예전처럼 발기가 잘되지 않고, 신체 상태도 예전 같지 않을 뿐만 아니라, 여성은 폐경 이후에 질의 윤활액이 나오지 않아 성관계

시 통증을 호소하기도 하고, 배우자가 질환이 있거나 사망한 경우에는 상대방이 없으니 성관계의 대상이 없는 경우도 많다. 또 노인의 성생활에 대한 사회의 통념도 큰 문제로 작용하고 있다.

사람들은 이 같은 사안을 이중의 잣대로 보는 경향이 있다. 해외에서 유명 인사인 고령의 노인이 젊은 처자와 결혼해서 아이를 얻었다고 하면 '대단한 노인이야' '정력도 좋은 모양이야' 한다. 그러나 우리 주변의 노인이 이성 친구를 사귀거나 재혼을 한다거나 하면 '주책 맞은 노인이네' '망령이 났나보다' 하면서 곱지 않은 시선으로 보는 것이 사실이다.

유교적 전통에 얽매여 있는 우리의 편견과 고정관념이 성생활을 젊은 층의 전유물로 보고, 노년층의 경우 색안경을 끼고 보게 된 것이다.

노년기 성의 왜곡된 생각

노인의 성생활에 대한 관심이 거의 없는 상황에서 미디어 매체, 특히 영화에서 노인의 성에 대한 묘사를 제대로 다루는 경우는 거의 없으며, 그 내용들은 정상적인 성생활이 안 되는 노인이 젊은 여성을 변태적으로 다루거나, 희극적으로 묘사하는 경우가 많다.

김기덕 감독의 영화 〈활〉은 어린 여자아이를 데려와 키워서는 자신의 배우자로 삼으려고 하는 노인을 주인공으로 삼았다. 또 노부부의 성생활을 다룬 박진표 감독의 영화 〈죽어도 좋아〉가 개봉 전 이슈가 되었으나 실제로 영화를 관람한 사람은 적었고, 곧 잊히고 말았다.

상당수의 노인이 성생활을 하지 못하고 있고 사회의 통념도 곱지 않다보니, 정상적인 성욕을 해소할 길이 없어 노인들의 성생활은 음지로 빠져드는 경우가 많다. 상당수 노인들이 '박카

스 아줌마' '묻지마 관광' 같은 비정상적인 방법으로 노인들의 성욕을 해소하는 실정이다. 국내 성병 감염자의 전체 숫자는 감소 추세이나, 65세 이상 노인들의 성병 감염자는 오히려 증가하는 추세를 보인다. 노인들의 정상적이고 건전한 성생활을 위한 인식을 재정립하는 사회 분위기를 조성하는 것이 필요하다.

행복과 건강을 돕는 성생활

성생활이 반드시 상대방과의 성기의 삽입을 하는 성관계만이 성생활이냐면 그렇지 않다. 포옹이나 키스, 애무만으로도 충분한 성생활이 가능하며, 상대방과의 스킨십만으로도 얼마든지 만족감을 얻을 수가 있는 것이다. 노년의 성생활은 노화와 치매를 예방해주며 우울증에 효과가 있고, 심폐 기능의 회복에 좋고, 고독감의 해소와 삶의 보람을 높여주는 윤활제 역할을 한다. 성생활은 본인의 건강에 이상이 없다면 정년이 없으며, 아름다운 노년 생활을 보내는 데 도움이 될 것이다. M

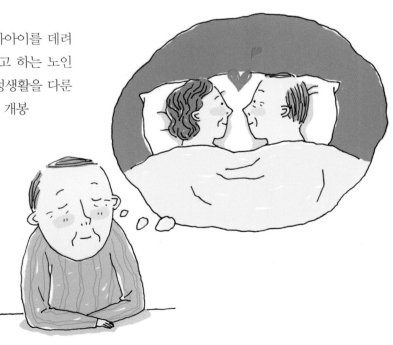

각방을 쓸 수밖에 없는 부부, 원인은 오줌보?!

나이 지긋한 부부가 함께 외래에 들어왔다. 할아버지가 "소변줄기가 약해지고 소변을 자주 마려워서…. 특히 밤에는 잠을 못 자" 라고 말하니 옆에서 할머니가 맞장구친다. "이 영감 때문에 잠을 잘 수가 없어요. 하룻밤에 네댓 번씩 잠을 깨는데 옆에서 잠을 못 자겠어" 그러자 할아버지가 "당신도 밤에 두세 번씩 화장실 가면서…" 라고 대꾸한다. 할아버지, 할머니, 부부내외가 힘들었을 시간이 그려진다. 빈뇨, 야간뇨 등 배뇨 증상은 남성, 여성 모두에게 나타날 수 있으며 남성의 경우 전립선비대증이 원인이 될 수 있고, 여성의 경우 과민성방광이 원인이 될 수 있다. 노부부의 하루를 아래와 같이 재구성해 보았다.

어느 노부부의 하루

아침 여섯 시. 일찍 일어난 할머니와 할아버지가 제일 먼저 하는 일은 화장실에 가는 일이다. 두 분 모두 볼일은 봤지만 젊을 때처럼 개운하지가 않다. 한 시간 뒤에 다시 화장실에 간 할아버지, 하지만 할머니가 먼저 들어가 있다. 다시 한 시간 뒤, 이번엔 할

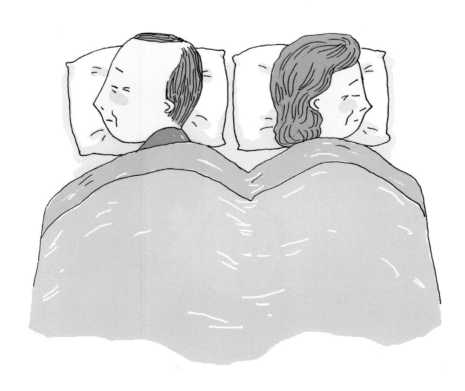

머니가 화장실에 갔지만 할아버지가 들어가 있다. 오전 내내 둘이 화장실에서 옥신각신하며 시간을 보낸다.

오후 한 시. 오늘은 동네 노인정에서 관광하러 가는 날. 버스에 타기 전 미리 두세 번씩 화장실에 다녀오지만 시원하지가 않다. 할머니는 평소에도 있던 요실금 증상 때문에 기저귀도 미리 준비를 했다. 버스를 탔는데 슬슬 길이 막히기 시작한다. 할아버지도, 할머니도 소변이 마렵지만 참아야 한다. 버스를 탄 지 두 시간째, 겨우 휴게소에 도착한 버스에 내려 할아버지와 할머니는 곧장 화장실로 향한다. 겨우 용변은 해결했지만 할머니는 기저귀를 적셨다. 앞으로 남은 시간이 걱정이다.

오후 여덟 시. 관광지에서 저녁 식사 때 반주를 한 잔 걸치고 잠자리에 들었다. 여느 때처럼 한두 시간 간격으로 화장실을 들락거리는 노부부. 그런데 오늘은 할아버지의 모습이 조금 이상하다. 한 시간이 아니라 5분, 10분에 한 번씩 화장실에 가고 화장실에 있는 시간도 평소보다 훨씬 긴 것이다. "무슨 일이냐"고 물었더니 할아버지가 "소변을 보고 싶은데 소변이 안 나온다"는 것이다. 배를 보니 아랫배가 단단해져 있고 소변이 꽉 찬 것 같다. 근처 병원 응급실로 달려가니 의사가 방광에 소변이 가득 찼다며 요도로 관을 넣어 소변을 빼내고 나서야 진정되었다.

남성과 여성의 배뇨 문제

전립선비대증이 있는 남성과 과민성방광이 있는 여성은 여러 가지 배뇨 증상에 시달린다. 소변을 자주 보고, 소변을 보고도 시원하지 않으며, 밤에 자다가 일어나 소변을 본다. 또 소변을 참지 못하고 옷에 적시기도 하며, 심할 경우 소변이 나오지 않아 응급실에 달려가 요도에 관을 넣어 소변을 배출시키는 일도 생긴다.

전립선비대증의 경우, 전립선암과 증상이 구분이 되지 않기 때문에 나이가 들면 그러려니 하고 넘기다가 전립선암으로 진행된 상태에서 진단되는 환자들도 많다. 과민성방광의 경우, 방광염과 증상이 비슷하지만 치료법이 다르고 요실금이 동반되는 경우도 있다. 두 가지 경우 모두 비뇨기과에 방문해 진찰을 받게 할 필요가 있고 괴로운 배뇨 증상을 참고 지낼 이유가 없다. M

가끔 젊은 오빠 스타일로 꾸며라

남성갱년기로 진단을 내리려면 첫째, 증상 설문지와 전문의의 진찰을 통해 확인하고 둘째, 혈액 검사로 남성호르몬 수치가 감소되어 있어야 하며 셋째, 여러 증상들의 명확한 원인이 되는 다른 질병이 없음이 확인되어야 한다. 특히 정확한 진단을 위해 전문의로부터 진단을 받는 것이 중요하다.

● 남성갱년기 자가진단 방법은 26쪽을 참조.

활력을 찾기 위한 생활수칙

남성갱년기 환자가 활력을 찾기 위한 생활 수칙으로 다음과 같은 것이 있다.

1. 채소와 과일, 육류, 유제품의 양을 균형 있게 맞춰 건강한 식생활을 유지한다

과식을 피하고 과일과 채소, 생선을 많이 섭취하는 것이 좋다. 고지방 식사는 가급적 피해야 하지만, 단백질은 육류를 통해 공급되는 중요한 에너지원이기 때문에 극단적인 채식 위주의 식단은 피한다.

2. 콩과 잡곡류 등에서 비타민E를 충분히 섭취한다

아연 성분이 많이 들어있는 생굴이나 은행, 그리고 콩 등 비타민E가 풍부한 식품을 섭취한다. 비타민

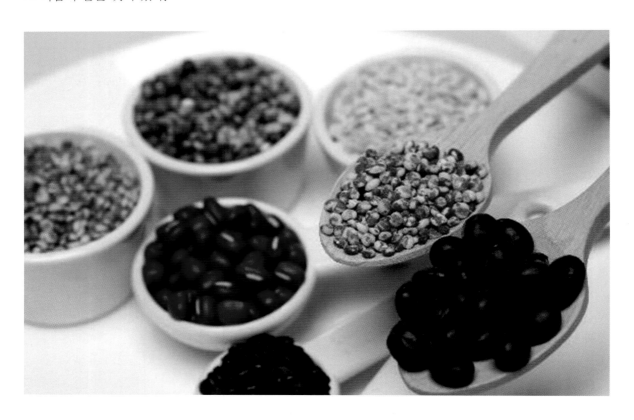

E는 혈액순환을 개선하고 항산화 기능에 도움을 주기 때문에 건강 관리에 필수적인 영양소다.

3. 유산소 운동과 근육 운동, 유연성 강화 운동을 규칙적으로 한다

갱년기 장애를 예방하는 데 운동이 가장 좋다는 것은 거의 모든 전문가들의 공통된 의견이다. 하나의 운동을 집중적으로 하는 것보다 유산소, 근육, 유연성 강화 운동의 세 가지 운동을 꾸준히 규칙적으로 하는 것이 좋다.

4. 주기적으로 호르몬 수치를 검사한다

남성호르몬은 30대가 되면서 해마다 1~2%씩 서서히 감소한다. 40대에 접어들면 그 경과가 더욱 빨라지는데, 갱년기 증상은 일상적인 피로나 무기력감과 구별하기 어려우므로 꾸준한 관심이 필요하다.

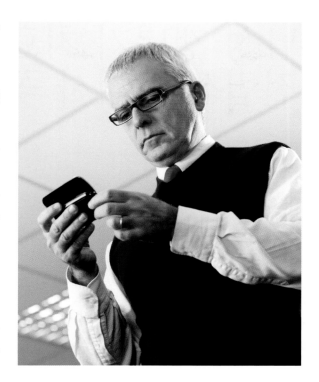

5. 적당한 휴식과 여가, 가족들간의 대화를 통해 스트레스를 줄인다

갱년기 증상은 주위 환경 여건에 따라 그 정도가 심해질 수 있다. 주변 상황이 불안하더라도 생활 속에서 스트레스를 줄이려는 노력을 계속해야 한다.

6. 성에 대한 지속적인 관심을 갖고 건전한 성생활을 꾸준히 유지한다

중년 이후에는 남성호르몬의 생산이 줄어 성욕이 자연스럽게 감퇴하기 마련이다. 하지만 '성생활이 건강을 해칠 것'이라는 잘못된 생각으로 인한 지나친 금욕 생활은 자칫 회복 불능한 성기능 장애나 노화 촉진을 초래할 수도 있다.

7. 스트레스 해소와 혈액순환 증진을 위해 소량의 알코올은 섭취해도 좋다

소량의 알코올을 적절히 섭취하면 스트레스가 풀리고 혈액순환을 도와 갱년기 장애 극복을 돕기도 한다. 물론 과도한 알코올 섭취는 금물이며, 흡연도 자제해야 한다.

8. 가끔 젊은 스타일의 옷차림과 액세서리로 분위기를 낸다

머리를 검게 염색하거나 향수를 사용하고, 젊은이들이 선호하는 스타일의 젊어 보이는 옷차림을 입는 것도 도움이 된다. '젊어 보이는 외모'를 가질 경우, 자신감이 생겨 심리적으로 안정될 수 있기 때문이다. M

남성 갱년기 치료 전 전립선암 검사 꼭 해야

남성갱년기의 치료

남성호르몬 부족이 남성갱년기의 원인이므로 부족한 남성호르몬을 보충해야 한다. 남성갱년기 치료를 통해 무기력, 피로감, 자신감 결여, 우울한 기분, 막연한 불안감, 성욕의 저하, 오르가슴의 저하, 성기능에 대한 자신감 결여와 같은 갱년기 증상의 발현을 최소화시키거나 늦추도록 한다. 이를 통해 근력 증가, 체지방 감소, 인지 능력의 향상으로 노화를 예방해 자신감 있는 생활과 삶의 만족도를 높일 수 있다. 남성갱년기 치료를 위한 치료제제는 다음과 같다.

1. 주사제 72시간 이내 최대 농도 도달

3~4주에 한 번씩 근육주사를 맞는 방법으로, 주사 후 72시간 이내에 최대 농도에 도달한 후 수 시간에 걸쳐 서서히 감소한다. 장점으로는 가격이 싸다는 점과 충분한 혈중 테스토스테론 농도에 도달할 수 있고, 이것이 수주일 동안 유지된다는 점이 있다.

그러나 이 방법은 정상적인 생체리듬인 호르몬의 일중 혈중 농도 변동을 일으킬 수 없고 생리적 용량보다 비정상적으로 높은 테스토스테론 농도와 유방통 등이 생길 수 있으며, 다음 주사 직전에는 성욕과 성기능의 감퇴뿐만 아니라 심한 무력감이 생길 수 있다. 최근에는 장기지속형 근내 주사제가 개발되었다. 이 제제는 초기에는 6주 간격으로 근육 주사를 한 후 10~14주에 한 번씩 주사하면 된다. 본 제제의 장점은 정상 생리적 수준의 남성호르몬을 유지할 수 있다는 것이다. 따라서 남성호르몬 보충요법을 장기간 유지할 필요가 있는 환자에게 더욱 유용하게 사용할 수 있다. 다만 아직 의료보험 적용이 되지 않아 고가인 것이 단점이다.

2. 경구제제 지용성 약물 간독성에 비교적 안전

과거에는 먹는 약에 간독성이 있어 많이 사용하지 않았다. 그러나 최근에 사용된 지용성 약물은 간 독성이 거의 없고 효과적으로 혈중 농도를 올린다는

국내 시판되는 남성갱년기 치료제		
상품명	투여 방법	투여 횟수
안드리올 테스토캡스 연질캅셀	먹는 경구용	하루 3번
테스토 패치	피부 부착 방법	2일 1번
토스트렉스 겔	바르는 겔 방법	하루 1번
예나스테론	근육 주사	한 달 1번
네비도 주	근육 주사	10~14주 1번

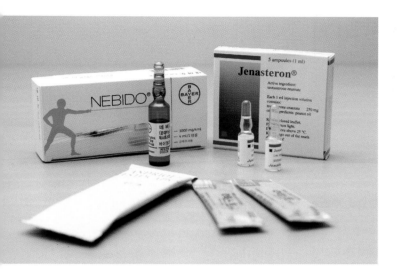

적임은 잘 알려져 있다. 현재까지 단기적인 남성호르몬 보충요법이 전립선암이나 전립선비대증을 일으키거나 증상을 악화시켰다는 결정적 증거는 없지만, 치료 전 전립선암 검사는 꼭 필요하다.

전립선비대증과 전립선암이 노령에 흔한 질환임을 고려할 때 남성갱년기 치료시 분명 주의를 기울여야 한다. 남성호르몬 치료로 이미 존재하는 전립선암의 성장이 촉진될 수 있기 때문이다. 그러나 경증의 전립선비대증 환자는 치료를 금기하지 않고, 이러한 증상들도 복용을 중단하면 원상태로 회복이 가능하다. 따라서 남성호르몬 보충 치료법으로 치료하는 방법은 갱년기 남성의 전반적인 신체 기능을 향상시키지만 예상하지 못한 부작용이 동반될 수 있다. 따라서 전문의와 충분히 상담한 후 치료를 받아야 한다. ☒

장점이 있어 많이 사용된다. 반면 주사제와 마찬가지로 생리적인 농도 이상의 높은 혈중 농도가 유발될 수 있다. 또 임파계를 통해 흡수되므로 식사와 함께 복용해야 하며, 반감기가 짧아 하루 2회 이상 복용해야 하는 점이 불편하며, 간혹 소화불량을 일으키는 단점이 있다.

3. 경피흡수제 과민반응의 가능성 있어

경피흡수제는 피부에 부착하거나 바르는 방법을 말한다. 일반 피부에 부착하는 방법, 음낭에 부착하는 방법, 피부에 바르는 방법 등이 개발되어 있다. 주사제, 경구제와 비교해 볼 때 남성 호르몬의 생리적 혈중 농도와 가장 유사한 혈중 농도를 만들 수 있으며 주사의 불편함이나 소화불량 등을 일으키지 않는 장점 등으로 가장 이상적인 방법으로 추천한다. 그러나 피부 자극 등 과민 반응을 일으킬 수 있기 때문에 우리나라 사람들의 경우 주사제나 경구제에 비해 덜 선호한다.

남성갱년기 치료 시 전립선 질환 유의

전립선비대증과 전립선암은 노인 남성에게 나타나는 대표적인 질환이다. 이 두 질환이 모두 남성호르몬 의존적이므로 남성호르몬을 억제하는 것이 효과

남성호르몬 치료 전
꼭 받아야 할 검사

- 전립선특이항원(PSA) 검사
- 일반 혈액 검사

남성호르몬 치료 전
남성호르몬 치료자 유의 대상

남성호르몬의 전립선에 대한 영향과 그 외 심폐기관에 미치는 영향에 따라 호르몬 치료를 제외하는 대상과 주의 대상이 다음과 같다.

제외 대상
- 전립선암을 진단 받은 환자
- PSA가 4 이상, 혹은 직장수지검사에서 이상소견이 있는 경우
- 심한 심폐질환자
- 적혈구증가증 환자
- 프로락틴선종 환자

주의 대상
- 전립선비대증 환자
- 폐쇄성호흡곤란과 수면무호흡 환자

비만은 전립선 질환의 위험 신호

최근의 연구에 따르면 고혈압, 당뇨병, 심장병, 뇌졸중 등의 성인병은 각각 별개의 질환이 아니라 하나의 뿌리를 가진 것으로 밝혀지고 있다.

여기에서 뿌리란 '대사증후군'을 말한다. 대사증후군은 '혈압, 혈당, 고밀도 콜레스테롤, 중성지방, 허리 둘레' 등 다섯 가지 건강지표에 이상 신호가 나타나는 것으로 세 가지 이상의 증상이 나타나면 대사증후군으로 본다.

대사증후군의 복부 비만이 비뇨기계 질환에 영향 미쳐

대사증후군은 전립선비대증이나 발기부전 같은 비뇨기계 질환에도 영향을 미치는 것으로 알려져 있다. 대사증후군의 중요한 원인이 복부 비만이다. 복부 비만은 우리 몸의 호르몬 변화를 일으켜 전립선비대증의 발생과 배뇨 증상을 악화시키는 데 영향을 미친다.

전립선이 비대해지는 속도는 당뇨병이나 고혈압,

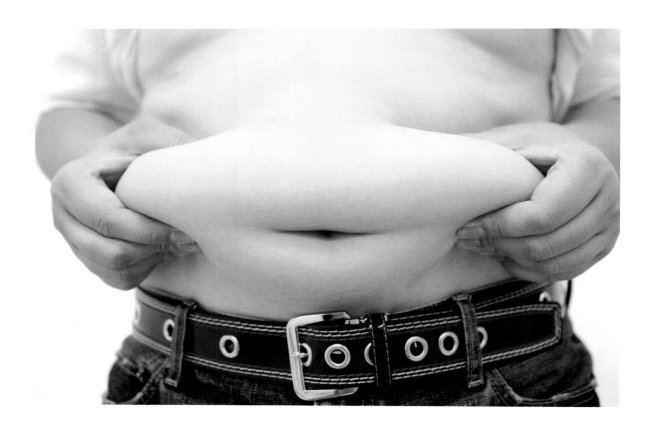

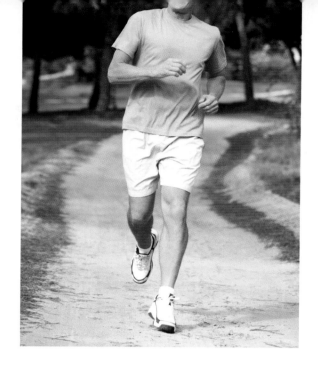

비만 등이 있을 때 더 빠르다. 특히 소변줄기가 가늘거나 잔뇨감, 힘을 주거나 기다려야 소변이 나오는 증상들은 이러한 대사증후군이 동반될 때 더 심해진다.

서로 연관이 없을 것으로 보이기도 하지만, 발기부전은 심혈관계 질환과 같은 위험 요소를 갖고 있다. 대사증후군은 혈관 내피의 손상을 가져온다. 이것이 음경의 발기를 일으키는 음경해면체에도 손상을 일으켜 발기를 위한 혈관 확장에 이상을 보인다. 한 연구에 따르면 허리둘레가 1cm 증가할 때 발기부전의 위험성이 5% 증가한다고 알려져 있다.

꾸준한 유산소 운동으로 대사증후군 예방이 우선

그렇다면 대사증후군을 예방하고 치료하는 방법은 무엇일까? 대사증후군 예방 최고의 방법은 적극적인 뱃살빼기를 비롯한 '규칙적인 운동'이다.

유산소 운동이 효과적인데 뱃살만 골라서 빠지게 하는 운동은 따로 없고 빠르게 걷기, 자전거 타기, 등산, 계단 오르기 등이 적당하다. 미국 당뇨병협회에 따르면 하루 30분 이상씩 걷기만 꾸준히 하면 고인슐린혈증이 치료되고, 혈압이 떨어지며, 당뇨병 발병 위험이 크게 감소한다고 했다. 너무 격렬한 운동은 오히려 식욕을 증진시킬 수 있으므로 땀을 많이 흘리고 가능하면 하체를 많이 쓰는 운동이 좋은데, 이유는 신체 근육의 75%가 하체에 몰려 있기 때문이다.

저열량, 소식, 싱겁게 먹는 식습관

식습관의 교정도 필요하다. 고열량의 패스트푸드나 탄산음료수의 섭취를 줄이고 소식하며 짜게 먹지 않는 것이 중요하다. 또 육류보다 생선을 많이 먹고 올리브유 같은 식물성 기름을 섭취하는 것이 좋다. 혈당지수가 낮은 탄수화물을 섭취하는 것이 좋다. 현미를 포함한 잡곡밥, 호밀빵, 메밀국수, 콩과 각종 채소는 소화된 후에도 혈당을 천천히 올리는 음식이다. 반면 흰 쌀밥, 밀가루 음식, 설탕이 든 음식은 순간적으로 혈당을 올리고 인슐린 분비를 증가시키기 때문에 이런 음식을 지속적으로 섭취하면 인슐린 저항성을 나타내게 된다.

지나친 스트레스를 피하기 위해 정신적, 육체적, 환경적 요인들을 잘 조절하는 것도 필요하다.

이처럼 적절한 운동과 식습관의 조절로 위험인자를 없애고 필요한 경우 혈압약제나 이상지질증에 대한 약제의 도움을 받으며 통합적 관리를 해야 한다. 그래야 대사증후군의 위험에서 벗어날 수 있다. **M**

화장실 신세 자주 져야 하고 발기부전도…

전립선비대증으로 인한 하부요로 증상으로 외래를 방문한 환자에게 성생활에 문제가 없는가 질문을 하면, "사실 소변보기가 불편해지면서 발기도 잘 안 된다"는 대답을 종종 듣는다. 전립선비대증과 발기부전은 중년과 노년 남성에서 흔히 발생하는 질환으로 두 질환 모두 환자의 삶의 질을 떨어뜨린다. 전립선비대증과 발기부전 두 질환을 같이 앓고 있는 환자는 극심한 정신적 스트레스를 받을 수 있으며, 두 가지 질환 모두 동일 환자에서 공존하는 경우가 많다.

하부요로 증상이 발기부전과 관련돼

전립선비대증으로 인한 하부요로 증상은 발기부전의 연관성이 있다는 연구와 연관성 없다는 연구가 모두 보고되었다. 두 질환 모두 연령 증가와 함께 발생 빈도가 높아지는 질환이고, 발생 요인들이 다양하기 때문에 연관성을 알아내기는 쉽지 않다.

그러나 전립선비대증이 발기부전에 영향을 미친다는 연구 결과를 보면, 하부요로 증상이 있는 환자의 70~90%가 배뇨 증상이 성생활에 문제를 일으킨다고 답했다. 그렇다면 그 원인은 무엇일까?

약물 치료제가 발기 능력을 호전시킬 수 있어

전립선에는 알파 아드레날린 수용체가 많이 존재하며 이들은 전립선 평활근의 수축을 유도한다. 전립선비대증의 약물 치료제로 알파차단제를 사용해 전립선의 평활근을 이완시켜 배뇨 증상을 완화시킨다. 이 알파차단제는 음경 해면체 평활근의 이완 효과도 함께 있어 이론적으로 보면 발기에 도움을 줄 수 있다.

실제로 알파차단제를 사용했을 경우 발기 능력이 호전이 되었다는 연구 결과들이 많이 있다. 그러나 그 반대로 알파차단제를 복용한 후 발기 능력이 감퇴하는 일부 환자도 있고, 역행성 사정이 발생하기도 하므로 이를 고려해야 한다.

전립선비대증 치료제로 전립선의 크기를 감소시키는 약제인 5알파환원효소억제제는 부작용으로 발기부전, 사정 장애 등이 드물게 발생할 수 있다. 발기부전 치료제인 경구용발기유발제(PDE5억제제)를 장기적으로 사용할 경우 배뇨 증상이 호전되었다는 결과들이 보고된 바 있다.

남성 삶의 질을 떨어뜨리지만 전문적 치료로 호전 가능

전립선비대증과 발기부전은 모두 중년 이후 남성에서 많이 발생하는 질환으로, 두 질환 모두 환자의 삶의 질과 의욕을 떨어뜨리는 악영향을 미친다. 두 경우 모두 치료 방법 선택에 따라서 얼마든지 효과적인 치료가 가능한 질환이지만, 치료에 따른 부작용도 발생할 수도 있다. 따라서 전립선비대증이나 발기부전이 발생하면 비뇨기과 전문의를 찾아 치료를 받도록 한다. M

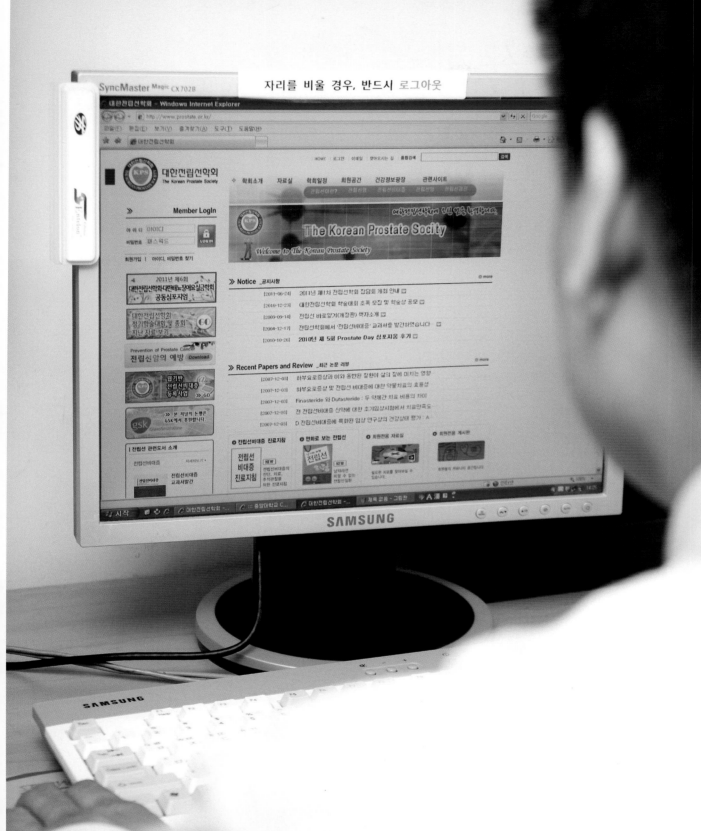

생활 속에서 찾는
남성 건강

+

건강을 위한 자전거 타기 열풍이 불고 있다.
하지만 자전거 타기는 자칫하면 전립선에 부담을 줄 수 있다는데…
'남성 건강'에 좋은 운동, 식사 등 건강 수칙을 소개한다.

1 채소와 과일, 곡물과 콩을 즐겨라
2 '정력에 좋은 음식' 과연 있는가?
3 자전거와 승마가 전립선 건강을 망친다?
4 앉아 있지만 말고 걷고 체조해라
5 적절한 성생활로 전립선을 건강하게

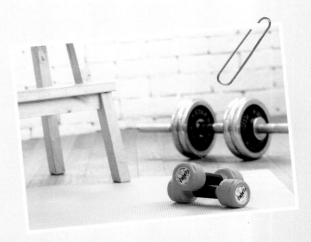

채소와 과일,
곡물과 콩을 즐겨라

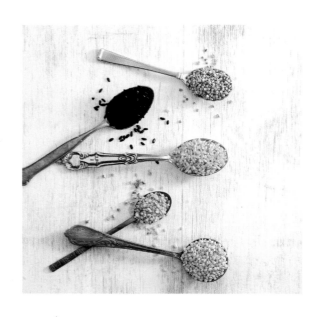

음식 조절로 전립선암을 예방하고 전립선을 건강하게 유지할 수 있다. 기름진 음식 섭취와 비만은 결국 전립선 질환에도 영향을 미치므로, 식이조절 방법이 전립선 질환 예방을 도울 수 있다. 그동안 동물성 지방에 치우친 식단이었다면 식습관을 바꿀 필요가 있다.

전립선암 예방에 탁월한 효능을 보이는 식품들도 밝혀져 있다. 항산화 비타민, 리코펜이 풍부한 토마토, 수박, 자몽과 폴리페놀 성분이 풍부한 녹차, 알리신이 풍부한 마늘 등이 전립선에 좋은 식품이다.

채소와 과일이 풍성한 식물성 식단을 차려라

미국암학회는 전립선암 예방으로 다양한 식물류의 건강식을 권장한다. 붉은 육질의 고기나 동물성 지방은 전립선암 발생을 훨씬 증가시키므로 피해야 한다. 기름도 불포화지방산이 많은 식물성 기름을 이용하며, 올리브유를 이용하는 것도 좋다. 고기 대신 채소와 과일을 풍족히 섭취해야 암 예방 기능이 뛰어난 비타민과 무기질을 충분히 흡수할 수 있다. 일주일에 5회 이상 채소와 과일을 섭취하도록 한다.

곡물과 콩을 즐겨라

곡물류나 콩류에도 암 예방 성분이 있다고 알려져 있으므로 쌀, 현미, 빵, 시리얼, 콩 등을 식탁에 올리도록 한다. 특히 콩은 필수아미노산이 풍부한 완전 단백질 식품이며 사포닌, 이소플라본 같은 항암 물질이 함유돼 있다.

기름진 동물성 지방을 대신해 섭취 가능하며, 콩의 식물성 단백질은 전립선뿐만 아니라 여성들의 골다공증 예방에도 탁월한 완전식품이다. 각종 암 예방을 위해 콩을 즐겨 먹는 것도 좋다. 특히 검은콩 속 안토시아닌 성분은 전립선 세포를 사멸시켜 전립선 비대 진행을 억제하는 것으로 나타났다.

전립선에 좋은 식품과 그 속에 든 성분

선명한 붉은빛으로 유혹하는 토마토. 그 붉은색을 이루는 성분이 바로 리코펜으로 항산화, 항암 효과가 탁월하다고 알려져 있다. 리코펜 성분은 토마토에 가장 많이 들어 있으며, 그 외 수박, 딸기, 자몽, 살구에도 함유되어 있다. 특히 리코펜은 전립선암 치료에 탁월하며, 전립선을 위한 최고의 음식으로 알려져 있다. 미국 하버드 대학 연구팀에 따르면, 6년간 매주 열 번 이상의 토마토 음식을 먹은 사람의 전립선암 발생률이 그렇지 않은 사람보다 45%나 낮은 것으로 밝혀졌다. 단, 생 토마토 주스가 아닌 가열 조리한 토마토 음식이 전립선암 예방에 효과적이므로 익혀 먹도록 한다.

녹차 녹차의 폴리페놀성 화합물인 카테킨 성분이 암 예방, 노화 방지, 심장병과 고혈압 예방, 살균 작용 등에서 효과적이라는 사실은 일찍이 알려져 있다. 카테킨은 떫은맛을 내는 타닌의 주요 성분으로 항산화 효과가 탁월하다.
한편 국내 연구진에 의해 녹차의 카테킨 성분으로 동물 실험한 결과, 노화와 함께 진행되는 전립선 비대를 억제한다는 사실이 밝혀졌다. 중국의 연구에서도 매일 녹차를 마신 남성의 전립선암 발병 위험을 2/3가량 줄였다는 결과가 있다. 평상시 식사 전후에 녹차를 마시는 습관을 들여 노화 예방과 전립선암 등 암 예방으로 건강을 챙기자.

마늘 마늘의 '알리신' 성분은 항균작용과 전립선암 예방을 돕는다. 방광염에도 효과적이라고 밝혀진 바 있다. 알리신은 마늘이나 양파 같은 매운맛을 내는 식품에 주로 함유되어 있으며 혈액순환을 돕고, 면역력도 향상시킨다. 고기 상추쌈을 싸먹을 때 마늘 한 점 넣는 것도 고른 식품 섭취를 위한 지혜다. 알리신은 익히면 효능이 떨어지므로 생마늘 상태로 먹는 것이 좋다.

수박 수박에는 토마토처럼 전립선암 예방이 탁월한 리코펜 성분이 포함돼 있다. 또 그 외에 소변 배설을 촉진하는 아미노산의 일종인 '시트룰린'도 함유되어 있어 신장이 나빠 자주 붓는 사람들에게 좋다. 암 발생을 낮추며 동맥에 이물질이 쌓이는 것도 예방할 수 있다.

굴 굴은 비타민과 미네랄의 보고로 알려져 있다. 각종 비타민이 풍부한 산성식품으로 특히 전립선비대증에 효과적인 '아연'이 풍부해 평상시 꾸준하게 굴을 섭취하면 전립선비대증도 예방할 수 있다.

크랜베리 크랜베리는 요로감염 예방에 효능이 있다. 신장 결석에도 효과적이며, HDL콜레스테롤과 항산화 기능을 높여준다. 암 예방과 함께 인후염 예방에도 뛰어난 효과를 보인다.

카레 카레에 들어 있는 커큐민 성분은 전립선암, 위암, 간암 등 다양한 암에서 암의 발생 과정을 막아주는 능력이 있으며 정상적인 세포에는 전혀 독성이 없으면서 암세포만 스스로 죽도록 유도한다. 커큐민을 투여한 동물 종양모델에서 종양의 크기가 크게 감소했으며, 전립선암 전이 수가 확연히 적게 발생되는 것 또한 확인되었다. ■

남성호르몬 치료 전
남성호르몬을 억제하는 성분

포화지방산 육류, 버터, 치즈, 아이스크림, 마가린 등에 많이 들어 있는 포화지방산은 테스토스테론 수치를 급격히 떨어뜨려 남성의 성욕 감퇴를 유발한다. 감자튀김 등 패스트푸드도 테스토스테론 수치를 낮춘다.

카페인 카페인을 너무 많이 섭취하면 이뇨, 부정맥, 불면증 등을 일으켜 갱년기 남성을 더욱 지치게 한다. 그러나 적당하게 섭취하면 중추신경계를 자극해 성욕을 증가시키고 정자의 운동성을 향상시켜 성기능 약화를 개선하는 데 보조적인 도움을 준다.

알코올·니코틴 술과 담배를 많이 하면 테스토스테론 수치가 낮아질 수 있다. 지나친 음주와 흡연은 새로운 뼈를 만드는 조골세포의 활동을 억제하고 골다공증의 위험을 증가시킨다.

'정력에 좋은 음식' 과연 있는가?

남자들은 '정력'에 좋다는 말만 들으면 어디든지 달려간다. 정자 생성량은 18세 정도에 최고가 되지만 25세 이후부터 조금씩 감소해 남자들은 나이가 들어가면서 슬슬 뱀, 자라, 곰 쓸개, 해구신 등을 먹어치우기 시작한다.

고대 그리스와 로마인은 고환 모양과 비슷한 생굴을 정력 식품의 으뜸으로 쳤다. 희대의 바람둥이 카사노바가 여자만큼이나 사랑했던 생굴도 있다.

그렇다면 진정 정력식품이라는 음식들은 효과가 있을까? 정력을 돕는 성분은 무엇이며 해당 성분이 충분히 포함된 식품들에 어떤 것들이 있는가. 정말로 정력 보강에 유익한지, 단순한 속설인지 알아보자.

굴 VS. 개고기, 장어

굴은 앞서 전립선비대증 예방에 효과적이라고 언급되었다. 아연이 많이 함유되어 그렇다는 것인데, 그렇다면 아연의 역할은 무엇일까?

'아연'은 남성의 정자 생성을 돕는 성분으로 '섹스 미네랄'로 불리며, '생굴'에 상당량 들어 있다. 굴에는 아연 외에도 비타민B12, 철, 구리, 망간, 요오드, 칼슘 등 성생활을 돕는 물질이 풍부하다. 아연이 많이 함유된 식품은 굴 외에도 장어, 새우, 게, 호박씨, 콩 등이다. 또 굴에는 셀레늄도 풍부하게 함유되어 있다. 셀레늄은 아연과 더불어 남성호르몬 분비 촉진과 연관되는 섹스 미네랄이다. 항산화 효과가 있어 노화방지 식품으로도 좋으며 굴, 고등어 같은 등푸른 생선, 마늘, 양파, 깨, 버섯 등에 많다. 일반 식품에는 적은 리신과 히스티딘 등 아미노산도 함유돼 있는 식품이 굴이다.

반면 정력 보강에 좋다고 알려진 개고기에는 정작 정력에 좋은 성분이 없다. 값비싼 물개 해구신(海狗腎)에는 미미하게 남성호르몬이 함유돼 있을 뿐이다. 이른바 '스태미나 식품'으로 알려진 개고기나 장어, 뱀, 사슴 등은 대부분 고열량, 고단백, 고지방이어서 체력 보강에는 도움이 된다. 이들 식품 속의 지방은 남성호르몬과 DHEA와 같은 스테로이드 계열의 생식 호르몬 생성을 도우므로 적당한 섭취는 도움이 된다.

스태미나 보충 음식이 예전에는 단백질 등의 영양 섭취를 충분히 못해 따로 섭취해서 체력을 보강하고 정력을 도왔으나 현재는 다르다. 언제든 쉽게 영양이 충분한 음식을 구해서 먹을 수 있으므로 특별한 정력 보강용 음식을 먹을 필요는 없다.

굴을 카사노바가 즐겼다고 해서 정력 음식으로 받아들이기보다, 남성의 전립선을 튼튼히 하는 성분이 풍부한 음식으로 이해하고 먹는 것이 좋다. 단 과다하게 먹지 말아야 한다.

굴을 매일 먹는다면, 하루 2~3개 이상은 금물 하루 2~3개의 굴은 정자 생산에 영향 미치는 아연의 하루 권장 섭취량(10mg)으로 충분하다. 카사노바처럼 하루 15개 이상의 굴을 매일 섭취한다면, 미량 영양소 아연이 몸에 축적돼 독성을 일으킬 수 있다. 과하면 못하느니만 못하다고 하듯, 카사노바는 말년에 전립선비대증으로 고생했다.

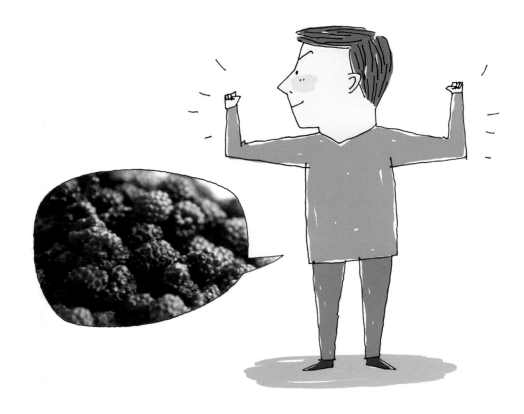

부추는 정력 돕는 채소?

정력증강에 좋은 채소로 '부추'를 많은 사람들이 꼽는다. 남자들이 즐겨 먹는 곱창식당에 가면 어김없이 부추가 한 접시 가득 나온다. 곱창에 부추를 곁들여 먹은 날, 힘을 주체하지 못해 화장실 변기를 깨뜨릴지도 모른다는 속설 아닌 속설을 농으로 주고받기도 하는데, 과연 일리가 있을까?

부추에는 매운 맛을 내는 '황화알릴' 성분이 있다. 황화알릴은 혈액순환을 원활하게 해 결과적으로 발기에도 긍정적으로 영향을 미친다. 또한 비타민 B1과 결합해 '알리티아민'을 만들어내 피로를 회복하고 활력을 북돋게 하므로 간접적으로 성욕과 정력을 증진시킬 수 있다. 결국 부추는 정력에 좋은 채소라기보다, 혈관에 좋은 식품으로 이해하는 것이 맞다. 남성의 발기에 혈액순환은 중요하다.

복분자주 한잔으로 정열의 밤을?

복분자에는 혈관 이완을 돕는 폴리페놀이 풍부하다. 따라서 혈관을 구성하는 평활근과 심장 근육의 과도한 수축을 억제해 혈압을 낮추는 효과도 있다. 폴리페놀은 인체의 유해산소를 없애고 세포의 노화를 막아주는 항산화 효과도 탁월한 생리 활성 물질이다.

옛 선조들은 한두 잔의 복분자주를 정력제로 마시기도 했는데, 와인보다도 폴리페놀의 함량이 28%나 높다. 단 과음은 오히려 정력을 떨어뜨릴 수 있다.

복분자에는 폴리페놀 외에 비타민C와 구연산도 풍부해 당질 대사를 촉진하고 피로 물질 젖산을 빨리 분해해 피로 회복을 돕는다. 칼륨, 칼슘과 같은 미네랄도 풍부해 식욕 감퇴, 골격 약화, 신경장애 등을 개선해주는 효과도 있다. M

자전거와 승마가 전립선 건강을 망친다?

건강과 운동에 대한 관심이 늘어나면서 자전거와 승마를 즐기는 사람들이 늘어난 추세다. 하지만 승마와 자전거 타기를 잘못하다간 전립선 건강에 부정적인 영향을 미칠 수 있다는 것을 아는 사람은 많지 않다. 승마와 자전거를 건강하게 즐기는 방법을 알아보자.

오랜 역사 속의 스포츠

승마는 기원전 7C(648년) 고대올림픽에서 인간이 직접 말을 타고 출전한 스포츠로 시작되었다. 신체를 바르게 교정해주며, 허리의 유연성과 리듬감을 향상시키는데 효과가 있고, 또 전신율동을 가능케 해 위장병과 같은 소화기 계통의 건강에도 도움이 된다. 담력을 기르고 스트레스를 해소하는 레저 스포츠로도 제격이다.

말의 안장 모양을 디자인한 헬스기구도 등장해 홈쇼핑 등에서 불티나게 팔리고 있는 것만 보아도 승마는 건강에 큰 도움이 되는 것으로 인식된다. 그러나 승마에도 예기치 못한 건강 복병이 있으니, 바로 '전립선 질환'이다.

전립선을 자극하는 운동, 승마와 자전거 타기

승마, 자전거 타기와 같은 회음부의 지속적이고 반복적인 충격과 타박을 주는 운동은 음부신경압박증후군(pudendal nerve compression syndrome)을 일으킬 수 있다. 오랫동안 자극을 주거나 다쳤을 때 멍하거나 저리고 뻐근한 증상이 나타날 수 있는데, 이런 증상이 나타나는 것은 음부신경이 뼈나 인대 근육 사이에 압박이 되면서 신경장애를 유발한다.

초기에는 회음부가 저리고 뻐근한 것으로 시작하지만, 방치했을 경우 회음부의 감각저하, 발기부전, 배뇨 장애를 비롯해 만성전립선염의 원인이 될 수 있어 특별한 주의가 필요하다. 또 소변 기능과 관계된 장기인 신장, 방광, 전립선 부위의 수축과 이완력을 급격히 떨어뜨리고 기능 저하를 가져올 수 있다.

남성호르몬 치료 전
유산소 운동과 따뜻한 마사지

남성들의 전립선 건강에는 '걷기'가 좋다. 자전거나 승마가 좋은 운동임은 사실이지만, 조금이라도 부작용을 최소화하거나 현재 전립선염이나 전립선비대증 같은 질환에 노출되어 있다면 걷는 것이 더 좋다. 또한 만성적인 전립선염이나 골반 통증을 호소하는 남자들은 유산소 운동으로 증상을 어느 정도 개선할 수 있다. 유산소 운동은 혈관 확장 물질인 산화질소의 분비를 촉진시키는 효능이 있어 남성들의 정력에도 좋은 영향을 준다. 달리기, 걷기, 수영, 등산, 체조 등이 있으며, 이 중 등산은 하체 근육 강화 운동을 돕고 등산으로 맑은 공기 마시며, 기분도 상쾌해져 스트레스 해소에도 좋다. 그 외에 따뜻한 물에서의 좌욕이나 전립선마사지를 종종 이용한다면 전립선질환의 걱정에서 조금씩 벗어날 수 있을 것이다.

특별한 날이나 특정 계층에서만 주로 이뤄지던 스포츠인 승마는 요즘 대중화되어 주말 레저용 스포츠로 행해지고 있다. 또 일반적인 자전거나 MTB, 스쿠터 같은 안장이 있는 운동기구를 타는 사람도 많아졌다. 그렇지만 안장이 있는 이동기구는 라이딩 시 안장에 음부신경이 눌릴 수 있는 구조를 가지고 있는데다 도로의 요철 자극이 그대로 회음부에 전달될 수 있으므로 조심해야 한다.

회음부 압박 주는 운동은 장시간 피해야

평소에 승마나 자전거 타기 등을 즐기거나 오랜 시간 앉아서 근무하는 사람이라면 전립선 건강을 주기적으로 체크해야 한다. 회음부에 압박을 주는 무리한 자세나 운동, 부상 예방의 평소 관리가 중요하다. 따라서 자전거나 승마 같은 스포츠를 장시간 즐기는 것을 피한다. 증세가 생기면 바로 운동을 중단하고, 회음부를 압박하는 운동은 삼가는 것이 좋다. 넘어지거나 다쳐서 회음부에 손상을 입었을 때도 동일하다.

회음부는 음낭과 항문 사이로 이곳을 부딪치거나 다쳤을 때 통증을 느낀다. 초기에는 뻐근하거나 저린 증상만 느껴져도 방치하면 통증이 계속되고 급기야 신경 장애를 유발할 수 있다.

자전거 안장 통증 줄이기

웰빙 문화와 더불어 고유가 시대에 절약하며 건강 챙기는 운동으로 자전거 이용이 늘었다. 자전거로 출퇴근 하는 사람도 늘었으나, 남성 전립선 건강을 위해 회음부 통증 예방을 챙기지 않으면 만성적인 전립선질환을 겪을 수 있다. 일단 가장 좋은 것은 자전거 타기나 승마 같은 운동을 피하는 것이지만, 피할 수 없다면 부작용을 줄이는 행동을 취하자.

딱딱한 안장과 엉덩이, 전립선 부위의 마찰로 압박이 가해져 혈액순환이 잘 안 되면 전립선염이나 안장 통증이 생길 수 있다. 그러나 사이클 선수처럼 하루 수십 킬로미터를 타지 않는 경우 일반인 중에서 전립선염 등의 질환에 걸릴 확률은 3% 미만이다. **M**

남성호르몬 치료 전
건강하게 자전거 타는 요령

1 30분에 한 번씩 엉덩이를 든다_자전거는 특히 엉덩이보다 면적이 적은 안장에 하중이 몰려 심하게 압박을 받기 때문에 성기능을 위협할 수 있다. 30분에 한 번씩 안장에서 일어나 페달을 밟아주면 회음부의 장시간 압박을 피할 수 있다.

2 넓고 뚫리고 쿠션감 있는 안장_엉덩이의 반도 안 되게 작은 안장이 편할 리 없다. 안장커버를 장착하거나, 넓게 나온 안장으로 바꾸거나, 전립선 보호 목적으로 가운데가 뚫려 있는 안장을 선택한다. 젤 쿠션으로 만들어진 안장도 있다. 엉덩이에 패드가 부착되어 있는 자전거 전용 바지도 도움이 된다.

3 안장의 각도와 높이를 자신의 신체에 맞춘다_자신의 다리 길이와 안장 높이를 맞추는 건 중요한 문제다. 안장 높이는 무릎을 완전히 폈을 때보다 약간 구부린 상태로 맞추는 것이 좋다. 안장의 앞쪽 뾰족한 코 부분이 클리토리스나 고환을 자극할 수 있으므로 안장의 각도는 수평보다 앞쪽으로 5° 정도 기울어진 것이 좋다.

앉아 있지만 말고 걷고 체조해라

사무실에서 하루 종일 앉아 일하는 남성들에게 배뇨장애가 흔히 나타날 수 있다. 이유는 회음부 주변의 혈액순환 장애와 통풍도 잘 되지 않아 남성 회음부 주변의 온도가 올라가 땀이 차고, 위생 면에서도 전립선에 좋지 않은 영향을 미치기 때문이다.
평소에 남성들이 건강을 위해 자주 걸어줘야 하는 것은 전립선을 위해서도 필요하다. 또 전립선 주변의 근육을 강화하는 체조는 특별한 기구 없이 하는 운동으로 간단하며 누구나 쉽게 할 수 있다.

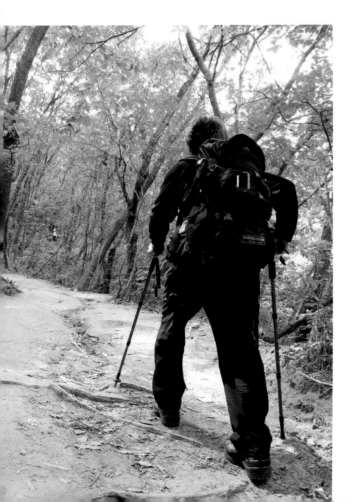

매일 30분 이상 빠른 걷기

격렬한 레저스포츠나 장시간 컴퓨터 앞에 앉아서 일하거나 공부하는 시간이 증가함에 따라 전립선염을 호소하는 남성들의 연령대가 낮아지고 있는 추세다. 젊은 층에서 나타나는 전립선 환자는 성적 접촉과 무관하게 나타나는 경우가 많다. 이유는 위에 언급된 스포츠나 장시간 앉아 있는 경우 외에 타박상 같은 자극도 원인이 되기 때문이다. 타박상 시에는 음부신경이 눌리면서 뼈나 인대와 근육 사이에 압박이 가해지며 신경장애를 유발해 질환을 일으킨다. 회음부가 저리고 뻐근한 증상을 방치하면 감각저하, 발기부전, 배뇨장애와 만성전립선염을 일으킬 수 있다. 전립선을 지속적으로 자극시키거나, 술 섭취나 스트레스 증가, 무리한 자세나 운동, 부상은 전립선염에 영향을 주므로 피하도록 한다. 예방하는 생활운동으로 빼놓을 수 없는 것은 바로 매일 30분 이상의 빠른 걷기 운동이다. 또 장시간 앉아 있는 것을 피하며, 일하는 중간 중간 자리에서 일어나 잠시 휴식 시간을 갖고 스트레칭을 한다. 걸을 때나 운전할 때 엉덩이에 바짝 힘을 주며 항문을 조여주는 습관도 좋다.

전립선 질환 예방을 위한 생활 속 작은 실천

좌욕 체온과 비슷한 섭씨 35~40도 안팎의 따뜻한 물에 몸을 배꼽까지 담그고, 하루 10~20분 정도 좌욕하면 통증완화와 회음부의 긴장된 근육 이완에 도움을 받을 수 있다.

마사지 실제 통증이 있는 회음부나 하복부를 반복 지압하면서 괄약근 운동을 병행하면 효과적이다.

골반체조 정면을 보고 똑바로 누운 상태에서 무릎을 굽힌 채 천천히 엉덩이를 들었다 내렸다 하는 운동을 하루 10회 정도 반복하면 골반근육 발달에 도움이 된다. 정면을 보고 누워서 목 밑에 타월을 깔고 무릎 아래에는 베개를 대고 누워서 등이 바닥에 완전히 붙게 한 다음 힘을 주며, 골반을 위쪽으로 끌어당기는 운동도 효과가 좋다.

규칙적인 휴식 오래 앉아 있는 것을 피하고 2시간에 15분씩, 규칙적인 휴식을 취한다.

업무 환경 변화 사무실 근무 중 간단한 체조 시간, 하체 스트레칭 시간을 갖는 등 회음부 긴장 풀어줄 여건을 마련한다.

전립선 강화 골반근육운동
몸의 치골에서 꼬리뼈로 이어지는 골반근육(PC근육)은 방광에서 소변이 새는 것을 막을 때 이용된다. 전립선 강화를 위한 PC운동은 골반근육을 강화시키는 것으로, 꾸준하게 하면 전립선 강화는 물론 성기능을 좋아지게 할 수 있다.

조였다 풀었다 PC 운동 복근과 허벅지 근육은 움직이지 않고, 소변을 보는 것처럼 생각하면서 항문 주변 근육을 수축과 이완하는 동작을 하루 100~200회, 6개월 이상 한다. **M**

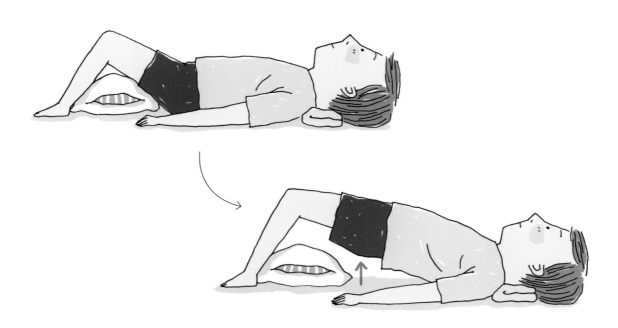

전립선 강화 골반근육운동

적당한 성생활로 전립선을 건강하게

'1주일간 다섯 번의 회식과 열 번의 기름진 식사, 네 번의 야근을 한 회사원 김 씨. 그의 간은 안전할까?' 라는 내용을 담은 광고가 있다. 여기에서 오로지 '간'만 걱정될까? 아니다. 남성만의 상징, 전립선은 간 이상으로 심각한 상태에 와 있는지도 모른다. 술과 스트레스, 과도한 흡연 등은 전립선에 영향을 줄 수 있기 때문이다. 물론 전립선암의 발병 원인이 명확히 술이나 담배라고 밝혀지진 않았지만 의심되는 것임에는 누구도 반박하지 않는다. 일상생활에

서 조금만 신경 쓰면 전립선 건강도 지킬 수 있으니 최대한 노력해보자.

스트레스 받는다고 술로 풀지 말라

전립선 질환을 호소하는 남성들 가운데 상당수가 과음 후 소변볼 때 힘들고, 하복부에 묵직한 통증이 느껴지면서 비뇨기과를 찾게 된다. 실제로 상당량 의 음주가 전립선염으로 발생되는 배뇨장애를 일으 키기 때문이다. 매주 1회 이상의 술을 소주 한 병 이

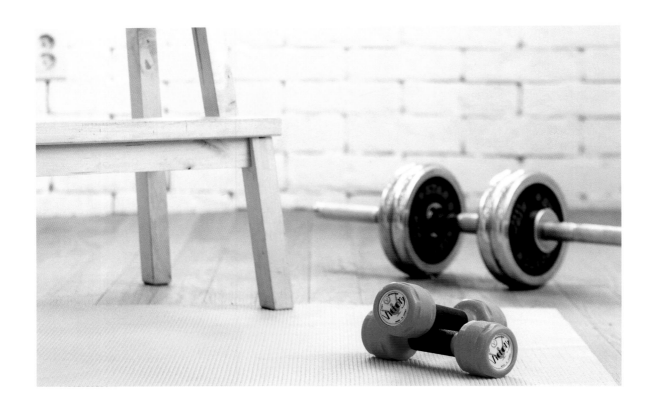

상 마신다면, 요주의 상태로 보아 관리가 필요하다. 또 스트레스는 언제 어디서든 현대를 살아가는 사람에게 흔히 나타날 수 있는 것인데, 이는 전립선에도 영향을 미친다. 과도하게 스트레스를 받지 말고 스트레스가 누적되기 전에 풀어야 한다. 스트레스를 받았다고 술로 해소하지 말고 운동이나 대화 등의 적절한 해소 방법을 찾도록 한다.

성생활로 유지하는 건강

미국의 마이크 로이젠 박사는 생체나이와 나이보다 젊게 사는 방법 중 하나로 성생활을 꼽았다. 의학적 통계와 수십 년간의 연구 결과에 의한 것으로, 섹스를 자주할수록 젊어진다고 한다. 55세에서 1년에 38번 섹스하는 사람이 116회로 횟수를 늘렸을 때 신체 연령이 1.8년 젊어진다고 한다. 그러나 다른 연구에 따르면, 주 1회 이하 사정하거나 매일 사정하는 사람에게 만성전립선염이 나타난 결과가 있어 성생활을 너무 안 해도 탈, 많이 해도 탈이라고 한다. 즉, 무엇이든 과하지 않는 범위에서 건강 활동이 이뤄져야 한다.

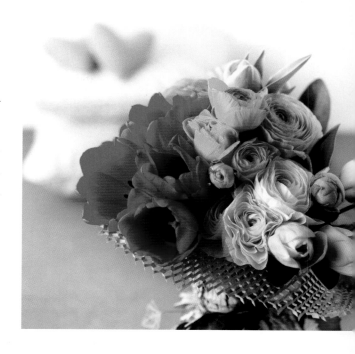

장시간 앉아 있지 말기

사실 전립선염의 원인에 대한 의견은 분분하다. 아직까지는 소변이 전립선 내로 역류해 소변 내 세균이나 화학적 성분이 염증을 일으킨다는 설이 가장 유력하다. 그러나 실제 소변 내에 세균이 존재하는 경우는 매우 드물기 때문에 대부분 화학적 반응에 의한 염증으로 보고 있다.

전립선염과 같은 전립선 질환이 최근 증가한 원인은 생활습관에 있다고 본다. 하루에 앉아서 지내는 시간이 길어진 것을 큰 원인으로 꼽는다. 앉아 있는 시간이 길어져 전립선 부위에 압박이 가해지고 이는 건강에 나쁜 영향을 미치기 때문이다.

남성들이 골반근육의 통증을 호소하는 것도 이 때문이다. 장시간 앉아 있으면 전립선으로 소변이 역류해 염증을 일으키거나 부종을 생기게 한다. 또한 신경장애를 가져오면서 전립선염이 발생할 수 있다. 일 외에도 컴퓨터 게임에 몰두하는 남성들이 늘어서 전립선 질환을 안고 있는 환자들이 늘게 된 원인이기도 하다. 직업적으로 장시간 앉아 있을 수밖에 없더라도 한두 시간에 한 번씩은 일어나 가벼운 체조나 걷기 등을 해주는 게 좋다.

땀 흘리며 운동하라, 단 격렬하지 않게

땀 흘리는 운동을 하는 것은 남성들의 발기부전의 위험성을 크게 줄여주며 전립선 건강을 돕는다. 단 과도하게 격렬한 운동은 그와 반대다. 소위 익스트림 스포츠라고 불리는 종목들은 회음부를 지나치게 자극해 좋지 않은 영향을 미칠 수 있기 때문이다. 또 운동 도중에 회음부 타박상 당했는데 방치했을 때, 전립선염으로 악화될 수 있으므로 주의하며, 다쳤을 때에는 빠른 치료가 필요하다. **M**

전립선암 예방
7대 원칙

1 50대 이상 남성은 매년 한 번 전립선암 검진을 받는다.

2 가족 중에 전립선암이 걸린 사람이 있다면 40대부터 매년 전립선암 검진을 받는다.

3 된장, 두부, 청국장 등 콩이 많이 함유된 식품을 즐긴다.

4 동물성 고지방식을 피한다.

5 신선한 채소와 과일을 많이 섭취한다.

6 항산화물질인 라이코펜이 풍부한 토마토를 익혀 먹는다.

7 주 1회, 세 번 이상, 한 번에 30분 이상 운동한다.